Ayuno Intermitente

El manual completo para aumentar la energía, fortalecer el sistema inmunológico y reducir el peso de forma natural

(Aprenda las mejores técnicas de desintoxicación para mejorar)

Feliciano Berrocal

TABLA DE CONTENIDOS

Introducción

Pensamos en la comida como algo que tenemos presente cada día. La comida es sin duda algo que nos acompaña en nuestra vida como ninguna otra cosa: el amor, la familia y las amistades no se comparan con el tiempo, el esfuerzo y la dedicación que le ponemos. Nos levantamos pensando en qué desayunar y así comienzan las rutinas de los días, centradas en la comida.

Como sociedad, nos hemos encargado de organizar nuestra vida en ciertos horarios, que son establecidos por las "horas de la comida". Para aquellos que se levantan temprano, se va a trabajar temprano en la mañana después de desayunar. Después del trabajo, tenemos un descanso casi exclusivo para almorzar, y cuando se sale del trabajo antes de la noche, queda un par de horas para cenar y dormir.

Por lo general, comemos tres veces al día, aunque es verdad que muchas personas comen más que eso: meriendas y picadillos terminan sumando cinco o más comidas a nuestro cuerpo sin darnos cuenta. No cuentas la galleta que comiste entre tiempo o la fruta que comiste antes de salir de casa, aunque seguramente lo has comido tres veces.

Sin embargo, esta forma de comer tradicional ha comenzado a dejar de ser la versión más conveniente y sencilla de manejar. Aunque nuestros tiempos comienzan a cambiar junto con nuestros ritmos de vida, nuestra comida sigue siendo la misma: tres veces por día, dividida en todas las horas. Hay personas que rápidamente se han dado cuenta de que esta forma de entender la alimentación no funciona, no se adapta a la nueva Hera y satura el cuerpo.

Hoy en día, el tiempo pasa más rápido que nunca; todo debe ser automático, todo debe ser instantáneo, todo debe ser fácil y portátil. Nuestras vidas son mucho más agitadas que años atrás, hacemos docenas de cosas al día en diferentes lugares y nuestro cuerpo está expuesto a más estrés y al entorno exterior. Hay cosas tradicionales que deben cambiar como la tecnología cambió a la humanidad.

Una de las tantas otras formas que existen hoy en día para comprender y vivir la alimentación es el ayuno intermitente, al igual que existe el ayuno consciente y su búsqueda de mejorar mental y físicamente a través del desprendimiento emocional y el autocuidado. Comprender el papel de la comida y estos horarios restrictivos es una de las muchas formas en que se combinan las cosas.

¿Cuántas veces no te han dicho que no has tomado el desayuno? Sin embargo, si se trata de la comida más importante del día. Posteriormente, los desayunos consisten en panecillos, harinas y azúcares que no contribuyen an una dieta saludable. O quienes se van sin cenar pueden haber escuchado sobre acostarse con hambre y hacer que su cuerpo sufra durante la noche, pero luego la cena se convierte en un plato muy pesado que requiere muchas horas de digestión.

Pero la dieta tradicional no solo nos lleva a no querer comer una comida cada día, también hay cientos de miles de dietas disponibles en línea para mejorar nuestra dieta, pero de pronto nos encontramos con algo mucho peor y que nos asusta aún más: cinco o seis comidas al día regadas a lo largo de las horas. Entonces te preguntas: ¿cómo podré comer tantas veces si solo puedo hacer tres veces al día? No podrás, es la respuesta.

Cuando intentamos perder peso, hay una gran cantidad de obstáculos que nos impiden tomar una decisión. Las personas comienzan dietas de todo tipo y las abandonan en menos de tres días, incluso muchas personas no logran pasar del primero. Entonces, te preguntarás: ¿por qué sucede esto? o ¿por qué sucede esto conmigo?

Durante muchos años, se ha creído que la única forma de perder peso es mediante cambios radicales en los hábitos alimenticios. Las personas recurren an expertos o a páginas de internet desesperadas para encontrar la misma respuesta: frutas, verduras, pollo y atún. Verás resultados cuando hagas ejercicio cuatro veces por semana, cinco veces al día en cantidades pequeñas y durante un año, y te preguntarás: ¿QUÉ?

Ya no solo quieren que te quiten los alimentos para ayudarte a comer, sino que también quieren que comas más veces al día con menos ganas que antes. Hoy en día, todos estamos conscientes de qué alimentos no debemos consumir para perder peso, no es una cuestión complicada: eliminar el azúcar, la harina excesiva, las frituras, las bebidas gaseosas... Sí, lo sabemos, pero muchas personas no lo usan. ¿Y ahora qué hacemos? Buscar métodos alternativos.

Entre muchas otras cosas que ya veremos, el ayuno intermitente facilita la utilización de grasas que ya están dentro de nuestro cuerpo; simplemente cambiamos nuestros horarios de comida. Pero esto no significa que no debes cambiar tu dieta. No te obligaremos a comer pechuga de pollo y brócoli todos los días; al final del texto encontrarás un plan de comidas con buenas ideas creativas y deliciosas.

La comprensión de que el ayuno intermitente no es una dieta es crucial para su éxito. El ayuno intermitente se basa en las horas de ayuno y ingesta calórica, y no establece qué o cuánto comer. Sin embargo, hablaremos de esto más a fondo en el primer capítulo.

Cuando estamos comenzando en el difícil camino de perder peso, lo que más nos cuesta es comprender nuestra comida, sentir que la queremos comer o sentirnos a gusto con las horas y con lo que comemos. Una persona que no le gusta comer frutas se ve obligada a comer una manzana o una pera a media mañana, y otra persona que no le gusta comer pescado se ve obligada a comer atún cuatro veces por semana. Si bien es cierto que los planes alimenticios personalizados no lo hacen, seamos honestos: pocos llegamos an ese punto.

Podrás mantener un ayuno intermitente y seguir algunos principios básicos en cuanto a la restricción y consumo de alimentos. Claro está, deberás abstenerte de comer demasiadas galletas y gaseosas, pero la mayoría de las decisiones las tomarás tú mientras tu cuerpo por sí solo se encargará de eliminar las cetonas de tu dieta. ¿Cuáles son? De eso hablaremos más tarde.

Siempre alentamos a las personas a tomar sus propias decisiones, y hacer un ayuno intermitente debe ser una decisión fundamentada y clara. Por lo tanto, este libro será útil tanto para principiantes que buscan una salvación como para aquellos que ya están en este mundo pero necesitan más información precisa.

Siempre hay una razón para que intentemos perder peso o cambiar nuestra dieta, ya que venimos de un pasado que nos ha marcado de cierta manera y que nos crea incomodidades e inconformidades en torno an algo tan presente como la comida. Muchas personas adoptan el ayuno intermitente debido a problemas de salud, comodidad, curiosidad o entrenamiento. Es crucial que todos comprendan por qué están leyendo estas líneas, así como las razones que lo impulsan a realizar este importante cambio y cambiar su perspectiva sobre la alimentación.

Hay personas que, simplemente por curiosidad ociosa, deciden hacer dietas o cambiar su estilo de vida y cometen cientos de errores que ponen en peligro su vida física y mental. La transición de muchos hacia el veganismo es un buen ejemplo de esto: las personas creen que pueden cambiar su cuerpo en un instante, pero esto no es cierto. Nuestro cuerpo tiene un período de adaptación que debemos cuidar y comprender, al igual que nuestra mente.

El ayuno intermitente, al igual que el veganismo, no es malo, pero si lo usa mal, puede causar problemas que luego debes resolver. Por esta razón, es crucial obtener información de fuentes confiables y de diferentes puntos de vista.

Una vez que sepas de dónde surge tu necesidad, será más fácil lidiar con el proceso de adaptación porque sabrás cuáles son tus limitaciones y expectativas.

Hay personas que adoptan el ayuno intermitente pensando que podrán perder tres kilos en cinco días y volver a su vida normal. Este es un error grave.

Ante todo, es importante ser realistas: aunque el ayuno intermitente tiene muchos beneficios a corto y largo plazo, no lograrás perder peso en solo tres días, lo que normalmente sucede en un período de tres semanas. El ayuno no es una dieta y si lo llevas a cabo en tu vida cotidiana a lo largo del tiempo, no adelgazarás indefinidamente. El factor calórico entra en juego aquí.

Por sí solo, el ayuno intermitente ayuda a que el cuerpo esté en las mejores condiciones para quemar grasas, pero si tu consumo calórico sigue superando la medida correcta, no podrás adelgazar y continuarás engordando, aunque posiblemente de forma más lenta y gradual. Sin embargo, ¿qué pasaría si combinamos el desayuno con una dieta un poco más saludable? Deja de pedir esas pizzas todas las noches o elimina las bebidas azúcares de tu menú, toma medidas simples pero seguras y ten la certeza de que verás los resultados.

¿Existen métodos para acelerar el proceso de pérdida de peso? Por supuesto, combinando el desayuno con una dieta saludable, o incluso una dieta cetogénica, y algún tipo de ejercicio regular. Pero hay muchas opciones y muchos caminos que tomar, y hablaremos de este tipo de cosas más adelante.

Es crucial tomar decisiones sabiendo por qué lo hacemos, nuestras limitaciones y lo que queremos o no podemos cambiar, sacrificar o eliminar de nuestra vida. A lo largo de este libro encontrarás una gran cantidad de conceptos, ideas y datos interesantes que se han buscado exclusivamente para hacerlo único. El propósito de este texto es brindar herramientas, así como fomentar la toma de decisiones y la autoconciencia.

Recuerda que cada cuerpo es un mundo y que la realidad de una persona no se puede comparar con la tuya en ningún sentido. Como todo cambio durante la vida, puede verse muy complicado al comienzo, hay personas que necesitan tiempo para adaptarse y otras que les funciona desde el primer día. Los testimonios indudablemente nos llenan de confianza y nos emocionan, pero no podemos dejarnos llevar por la emoción y pensar que porque alguien tuvo cierto tipo de resultados en cierto momento, también te pasará de la misma manera.

Hay que ser pacientes pero siempre disciplinados dentro de nuestras propias reglas del juego. El ayuno intermitente nos define, por lo que es aún más importante seguir esos principios. Puede sentirse fácil saltarse días u horarios porque es tu decisión, y aunque puede hacerlo perfectamente, tenga en cuenta las consecuencias y recuerda que la falta de disciplina traerá consigo resultados a medias.

El ayuno intermitente existe para facilitar las cosas, para cambiar cuerpos, mentes y vidas, y es importante saber que este cambio no viene solo con leer un par de cosas y ponerse metas vagas. ¡La mente puede transformar el cuerpo! Solo debes aprender cómo lo harás.

¿Cuál Es El Significado Del Ayuno Intermitente?

El ayuno intermitente es un estilo de vida, no un régimen dietético. No te dice que comer es sobre cambiar cuando comes y cuando no comes, no sobre reducir o cortar calorías. La hormona del crecimiento y la insulina son dos hormonas vitales del cuerpo que se activan durante el ayuno intermitente. La hormona del crecimiento, también conocida como hormona antienvejecimiento, es esencial para la quema de calorías y ayuda en la reproducción celular. La segunda hormona de gran importancia es la insulina, que también ayuda a proteger tus músculos al producir masa muscular. Esta hormona es responsable del almacenamiento de grasa en el cuerpo; por lo tanto, si desea perder peso, debe tener en cuenta que mientras la insulina está activada en el cuerpo, no es posible perder peso porque esta hormona tiene tanto dominio en el cuerpo que puede bloquear la hormona del crecimiento, lo que nos hace más gordos. Cuando ves a alguien con mucha barriga, significa que tiene mucha insulina. El secreto radica en tener la capacidad de controlar la presencia y activación de estas hormonas, lo cual es lo que permite el ayuno intermitente, ya que permite controlar ambas hormonas y ponerlas a trabajar a nuestro favor. Siempre que estamos comiendo, la insulina está activada, lo que permite realizar otras funciones además de almacenar grasas en el cuerpo, como sacar el azúcar o la glucosa del torrente sanguíneo. En otras palabras, las células del cuerpo empiezan a bloquear la insulina, como cuando hablan an un niño y su voz aumenta si no escucha. De la misma manera, el páncreas comienza a producir más insulina de lo necesario, lo que significa que a medida que comemos más, estamos más gordos. El objetivo del ayuno intermitente es establecer un patrón de alimentación donde tener un período específico de comer y no comer para reducir y desactivar la presencia de insulina en el cuerpo. Cuando la insulina está desactivada, el cuerpo se ve obligado a utilizar la grasa acumulada como fuente de energía, lo que lleva a comenzar a perder peso.

Para explicar cómo podemos hacer el ayuno intermitente vamos a empezar donde la mayoría de ustedes están actualmente comiendo probablemente 5 veces al día o 6 veces al día nuestros cuerpos no están diseñados para estar comiendo constantemente entonces para iniciar con el ayuno intermitente lo que deseamos es pasar de cinco o seis comidas al día a tres comidas al día sin merienda en el intermedio la capacidad de poder pasar de una comida a la otra sin estar tomando meriendas y sin estar constantemente con hambre requiere que comamos más grasas saludables y vegetales entonces deben agregar grasas saludables a sus comidas cuando ya puedes comer tres comidas al día sin meriendas si lo deseas pasar al siguiente nivel y quemar más calorías entonces desearás hacer el patrón de alimentación 16 / 8 esto significa 16 horas de ayuno y 8 horas de alimentación por ejemplo digamos que se levantan en la mañana y no tienen hambre pues entonces no coman esperan hasta que les dé hambre el escenario ideal sería estar al menos 4 horas después de levantarse sin comer supongamos que se levantan a las 6 de la mañana y su primera comida el desayuno es a las 10 de la mañana esto significa que su última comida el día anterior fue a las 6:00 pm Si comieran a las 8 de la noche y luego desayunan a las 8 de la mañana, no tendrían suficiente tiempo para el ayuno, quizás mientras duermen, pero no lo suficiente para activar el verdadero valor del ayuno intermitente. Dado que durante el descanso entre comidas, el cuerpo quema la mayor cantidad de calorías, mientras que durante el ayuno, no se quema tanta grasa. Por lo tanto, debemos tener al menos 16 horas de a Por lo tanto, pueden comer sus tres comidas mientras activan simultáneamente el sistema de quema de grasas natural de su cuerpo si quieren avanzar y quemar aún más grasa. el siguiente paso sería de 2 comidas al día 20 horas de ayuno y 4 horas para comer como ustedes se imaginan lo que le hacen 20 horas de ayuno a su barriga y a toda la grasa que tenemos en el cuerpo, bueno yo lo experimenté personalmente, cuando se levanten esperen hasta las 12 del mediodía o cuando tome su primera comida y luego esperar cuatro horas para tener su cena por ejemplo imaginen que almuerzan a la 1:00 pm entonces su próxima comida o cena será a las 5:00 pm, tendrían 4 horas en la que comen y luego 20 horas de quema de grasa total si an eso le agregamos que están haciendo ejercicio, corriendo o yendo al gimnasio o algún tipo de deporte eso sería lo ideal, les va a tomar un tiempo transicional sobre estos distintos niveles no piensen que ocurre la transición de 3 comidas al día de 16/ 8 a 24/4 de una vez puede tomar semanas o meses, pero si ponen de su parte y se alimentan de forma muy saludable el avance va a ser mucho más fácil, va a tomar algún tiempo y gradualmente podrán pasar al próximo nivel con mucha energía, es cierto que los 3 primeros días del ayuno intermitente son los más difíciles, una vez superados estos se les hará mucho más fácil.

¿Qué Se Conoce Como Metabolismo Basal?

Todos los gastos energéticos que nuestro organismo tiene que hacer para funcionar correctamente incluyen respiración, desintoxicación (eliminación de toxinas y desechos), digestión, etc.

Un tanque lleno con una válvula de drenaje puede representar este modelo de un solo compartimento.

El tanque se llena cada vez que comes y se vacía cuando tu cuerpo necesita energía, ya sea para el metabolismo básico o durante la actividad física.

"Comer menos, moverse más" no funciona porque, desafortunadamente, en realidad no funciona así.

Sin embargo, ¿cuál sería la representación adecuada?

En realidad, la representación correcta es que funciona en un modelo de dos compartimentos.

simplemente porque nuestro cuerpo almacena la energía en dos formas muy diferentes:

- Glucógeno: reserva de glucosa rápidamente disponible

- Grasa en el cuerpo

Sin embargo, las calorías que consumimos no se manejan de la misma manera. El consumo de alimentos incluye carbohidratos, proteínas y/o grasas.

Los carbohidratos se descomponen y se transforman en glucosa, que posteriormente se almacena como glucógeno.

No hay límites a las reservas de glucógeno en los músculos y el hígado; lo que no se puede almacenar como glucógeno se almacenará como grasa corporal.

La mayoría de las proteínas consumidas se utilizan directamente; el exceso se convierte en glucosa, que a su vez se almacena como glucógeno.

Por el contrario, las grasas se absorben directamente en la sangre sin pasar por el hígado, y las grasas que no se utilizan se almacenan como grasa corporal.

La despensa o cualquier otra área de almacenamiento como la bodega, por ejemplo, pueden representar la grasa corporal en comparación con los armarios de la cocina.

Los armarios de la despensa o la bodega son mucho más accesibles que los de la cocina.

Es exactamente lo mismo para nuestro cuerpo: el glucógeno se puede utilizar mucho más fácilmente como fuente de energía que la grasa corporal.

Debido a que es mucho más fácil para nuestro cuerpo obtener energía del glucógeno que de la grasa.

Consecuencia: Cuando realiza una actividad física moderada, como una caminata que requiere 200 calorías de energía, el cuerpo las extraerá del glucógeno sin ni siquiera intentar acceder a la grasa corporal.

Nuestro cuerpo quema grasa o azúcares (glucosa, glucógeno o glucógeno), pero nunca ambos al mismo tiempo. En nuestra analogía, si tiene todos los alimentos que necesita en sus armarios de la cocina, no buscará la despensa ni el sótano.

¿Cuál Es La Definición Y No Definición Del Ayuno Intermitente?

Ayunar significa no comer durante un período de tiempo, es decir, no comer alimentos sólidos y solo beber líquidos, principalmente agua, café y té sin azúcar. El adjetivo que acompaña la palabra "ayuno" nos ayuda a definirlo mejor. El ayuno intermitente es una dieta que se organiza en ciclos, con periodos de ayuno y ingesta. En pocas palabras, no es una dieta, sino más bien un plan de alimentación. No se preocupa por qué comer, sino por cuándo.

El ayuno intermitente se puede hacer de varias maneras. Los más conocidos son:

El ayuno 12/12. Antes de adoptar el hábito de comer constantemente, donde lo normal era cenar a las 7 de la tarde y desayunar a las 7 de la mañana, este ayuno era frecuente.

Debido a que los beneficios para la salud son limitados, suele utilizarse como forma de iniciarse en los ayunos hasta romper el hábito de comer a todas horas: Para comenzar a beneficiarse del estado metabólico del ayuno, son necesarias al menos ocho o diez horas sin ingesta calórica, y con este método solo pasarás dos o tres horas en este estado.

El ayuno 16/8. El método "Leangains" es su nombre. Puede comer durante 8 horas y ayunar durante 16. En resumen, un ayuno normal incluye el sueño y unas horas más. Por ejemplo, puede saltarse el desayuno y comer su primera comida al mediodía y seguir comiendo hasta las 8 horas.

El almuerzo del 20/4. También conocido como el régimen de guerreros. Es un protocolo de alimentación que se basa en el libro del mismo nombre escrito por un soldado israelí de las fuerzas especiales.

Consiste en hacer una buena comida al día, generalmente por la tarde o por la noche, después de haber terminado tus deberes. Está basado en la dieta de los guerreros espartanos y romanos, que solo comían cuatro horas al día.

Debido a que libera muchas horas al día en las que no tenemos que pensar en comidas, suele recomendarse para personas con horarios de trabajo o actividad frenética. Es más adecuado para aquellos que ya están acostumbrados a los ayunos de 16/8 y buscan resultados rápidos para perder grasa y mejorar su composición corporal. El simple hecho de extender el ayuno hasta las veinte horas mejorará la adaptación metabólica al uso de ácidos grasos como combustible, y alargar el ayuno hasta las cuatro horas dificultará comer demasiado.

Comer, detenerse y seguir comiendo. El régimen de ayuno intermitente alterna los días de ayuno con los días de comida. Comes lo que quieras durante un día y luego descansas por completo el día siguiente. Este patrón debe repetirse una o dos veces por semana.

Dado esto, existe una amplia gama de opciones para llevar a cabo el ayuno, ya sea para mejorar la salud o por motivos espirituales. Los practicantes de hábitos depurativos suelen realizar ayunos de 24 horas y hasta de tres días, que suelen llevarse a cabo en ciertas épocas del año, como al inicio de las estaciones. Debido a que los ayunos pueden poner en peligro nuestra salud después de tres días, es necesario que sean monitoreados o seguidos por un médico.

En realidad, se cree que si ayunamos, podemos experimentar problemas físicos graves o incluso la muerte. Pero dependiendo de la cantidad de grasa que almacene en su cuerpo, un ser humano puede sobrevivir muchos días sin alimento. Aunque es cierto que sin agua no podemos sobrevivir más de tres o cuatro días, existe una historia documentada de un hombre escocés que, bajo supervisión médica, estuvo 382 días sin comer nada. En ese momento, el joven pesaba 207 kilos y se vio reducido en 125 kilos. Un caso extremo, sin duda, pero que demuestra la seguridad del ayuno intermitente para nuestra salud.

En ocasiones, es necesario desmantelar los mitos que rodean una cuestión para evitar los prejuicios que ingresan a la mente de las personas al escuchar sobre ella. Además, el ayuno está presente en muchas creencias religiosas, lo que contribuye al surgimiento de dichos mitos.

Muchos de estos mitos surgieron debido a la ausencia de pruebas científicas. A pesar de que el ayuno era una costumbre conocida desde hace muchos siglos, no se han realizado investigaciones científicas que respaldaran su eficacia en el ser humano. Todas las pruebas actuales se basan en modelos animales. Sí, hay pruebas observacionales del impacto que tiene en las personas, y esto es lo que nos ha llevado a comenzar la introducción de este libro. Sin embargo, en la ciencia médica, nada que no sea respaldado por el método científico no existe. Es indudable que se conocían pruebas intuitivas. Se sabe que nuestros antepasados tuvieron que ayunar por necesidad; de hecho, debería haber sido su rutina de alimentación más común. Comían cuando tenían suficiente comida y ayunaban hasta que la fortuna regresaba a colocar la comida ante sus lanzas.

Hoy en día, hay una gran cantidad de estudios sobre humanos que son concluyentes. Y todos coinciden en que el ayuno intermitente puede mejorar la salud, ayudar a perder peso y mejorar la salud metabólica. Varias líneas de evidencia también apoyan la hipótesis de que los patrones de alimentación que reducen o eliminan la alimentación nocturna y prolongan los intervalos de ayuno nocturno pueden conducir a mejoras sostenidas en la salud humana, tanto a nivel de adaptación a los ciclos circadianos como en la salud de nuestra microbiota intestinal, elemento fundamental de nuestro "Ecosistema Intestinal", que tiene un efecto beneficioso en nuestra salud

Sin embargo, regresemos a los mitos que persisten, ya que a pesar de haber pruebas clínicas de sus ventajas, los servicios de salud públicos siguen recomendando tres comidas diarias y dos refrigerios, a media mañana y media tarde. Además, los avisos sobre las consecuencias para nuestra salud si no cumplimos con estas recomendaciones suelen acompañarlas.

El mito más común es que cuando ayunamos, perdemos músculo. La gluconeogénesis es el proceso por el cual nuestro cuerpo comienza a utilizar las proteínas de los músculos para convertirlas en glucosa una vez que se agotan nuestras reservas de glucógeno. Para empezar, esto no ocurre antes de las 24 horas después de un ayuno. La mayoría de los estudios se han llevado a cabo en personas con sobrepeso, que tienen una capa de grasa que rodea literalmente sus músculos. En realidad, esta disminución ocurre en la grasa que rodea el músculo y no en este. Los culturistas que realizan ayunos intermitentes no experimentan una disminución en su masa muscular si consumen alimentos adecuados durante la ventana de alimentación.

Otro mito es que los deportistas pueden tener un impacto en su rendimiento físico. En realidad, esto puede ocurrir mientras una persona se adapta a hacer ejercicio mientras está en ayunas. Suelo hacer ayunos intermitentes durante al menos cinco días a la semana y mi entrenamiento de fuerza, que suelo hacer llevando ya 15 horas de ayuno, no se ve afectado en absoluto. Si no se ha entrenado previamente, la resistencia se verá más afectada después de 90 minutos de ejercicio.

El mito engañoso es que el ayuno causa bajas de glucosa en sangre. Esto parece evidente, pero es conveniente que lo analicen más a fondo. Cuando comemos alimentos, especialmente hidratos de carbono, nuestra glucosa en sangre aumenta. Como nuestro cuerpo no quiere que circule un exceso de estas sustancias por nuestras venas y arterias, se produce una descarga de insulina para que se transporte a los tejidos, el hígado y los depósitos de grasa. Esto conducirá an una disminución de los niveles de glucosa en sangre a niveles que nuestra homeostasis considere normales. Si no comemos alimentos, no se libera insulina, por lo que esos valores deben permanecer estables y en niveles más seguros para nuestra salud. Si la cantidad de glucosa requerida por el cuerpo se reduce demasiado, hay una hormona adicional llamada glucagón que se encarga de pedir al hígado que aporte glucógeno a la sangre para mantener la homeostasis. El ayuno intermitente tiene como objetivo recuperar la sensibilidad de las personas con resistencia a la insulina, quienes tienen todas las probabilidades de desarrollar diabetes tipo II.

Otro mito común es que disminuye el metabolismo. Esto es el resultado de un error de bulto en la interpretación de investigaciones con ratones. Un ayuno de 24 horas para un ratón equivale an un ayuno de una semana para un individuo. Consideremos que los ratones tienen un porcentaje de grasa corporal mucho menor que los humanos y tienen una vida media de dos a tres años. El ayuno intermitente, por otro lado, aumenta nuestro metabolismo y se debe an una adaptación evolutiva. El ayuno indica que el cuerpo no tiene comida, y el cuerpo debe estar preparado para salir en su búsqueda.

El cáncer se está convirtiendo gradualmente en la primera causa de muerte en todo el mundo. La dieta, especialmente las comidas procesadas y el azúcar, que van muy de la mano, es uno de los muchos factores ambientales que lo fomentan. Debido a que las células cancerosas utilizan un proceso primario de fermentación que convierte la glucosa de los carbohidratos en energía necesaria para sostener su rápido crecimiento, los estudios sobre ayuno y restricción calórica realizados en las últimas décadas respaldan su terapia en pacientes oncológicos. Pero el descubrimiento más significativo es que los ácidos grasos, también conocidos como grasas dietéticas, no pueden ser fermentados por las células cancerosas. Como resultado, una dieta con bajo índice glucémico y ayunos intermitentes deben ser parte de cualquier programa de alimentación efectivo para prevenir no solo el cáncer, sino también todas las enfermedades inflamatorias y asociadas con la edad.

El ayuno y las dietas bajas en hidratos de carbono, como la dieta cetogénica, tienen muchos beneficios para nuestra salud, la mayoría de los cuales están relacionados con los niveles más bajos de glucosa que proporciona nuestro cuerpo.

Es un buen momento para discutir el azúcar. Es seguro afirmar con rotundidad que en el mundo occidental existe un problema de adicción, mucho mayor que el que suponen la cocaína, el alcohol, la heroína y la nicotina, sumadas a todas ellas. Para colmo, es una droga legal y accesible para todos, incluso los niños. De hecho, es el azúcar. Lo encontramos en la mayoría de los alimentos y bebidas que consumimos.

No nos paramos un momento a considerar que su consumo está fuera de control. El problema radica en que las células cancerosas absorben el azúcar, cualquier tipo de azúcar, an una velocidad casi cincuenta veces mayor que las células sanas, lo que les proporciona el principal combustible para su crecimiento y propagación.

La ciencia más avanzada en la lucha contra esta enfermedad se centra en utilizar la nutrición para actuar de forma positiva sobre el metabolismo, creando un medio inhóspito para el cáncer y las enfermedades inflamatorias.

Podemos curarnos y volver an estar sanos con una alimentación adecuada. Esto no es algo que yo afirme, sino que lo afirman investigadores y médicos altamente reconocidos. Es posible que tu médico, farmacéutico, cirujano o cualquier persona que dependa de tu enfermedad para vivir, o que haya adoptado los paradigmas de nutrición establecidos hace décadas, no lo expresen.

Dado que ciertos alimentos y hábitos alimentarios no pueden patentarse, pero los medicamentos sí, haciéndoles ganar ingentes cantidades de dinero, los laboratorios se afanan en aislar formas activas de estos alimentos para crear versiones sintéticas. Estos alimentos y hábitos alimentarios nos han mantenido vivos durante más de 2 millones de años. ¿Quién podría obtener ganancias con el mejor fármaco que nos ha acompañado a lo largo de nuestra vida? Nadie. El ayuno es el tratamiento.

Los azúcares que están intrínsecamente presentes en alimentos como frutas, leche y miel se conocen como azúcares naturales. El azúcar añadido se encuentra en una variedad de alimentos, no solo en productos visibles como las golosinas y los refrescos. El desayuno, erróneamente considerado saludable, contiene más de 55 gramos de azúcares en una sola ración de yogur con muesli bajo en grasa. Simplemente digamos que este desayuno no es saludable.

Entre el 65 y el 97 % de la población mundial no pueden digerir la lactosa, una forma natural de azúcar presente en la leche. Hace muchos años descubrimos que la fermentación hace que la lactosa sea digerible. Las grasas de la leche nos benefician. El azúcar no lo hace. Y el contenido de azúcar de los productos lácteos aumenta cuando se extrae la grasa. En la actualidad, se conoce que las grasas que se encuentran en los huevos, los frutos secos y el aguacate son saludables y esenciales, mientras que el azúcar, el alimento más reciente que se ha incorporado a nuestra dieta, no es saludable ni esencial.

¿Cuál Es La Definición De Ayuno Intermitente?

Últimamente, hemos escuchado hablar del ayuno intermitente de artistas, cantantes, influencers y otros personajes famosos, lo cual se ha tomado como una moda. Sin embargo, el ayuno intermitente existe desde la era Paleolítica, cuando las personas caían su alimento y, como no había agricultura ni ganadería, se movían para encontrar su comida, y el espacio entre alimentación y alimentación había un gran periodo de tiempo. Después de la era

Sin embargo, ¿qué es en realidad el ayuno intermitente en la actualidad?

La Sociedad Colombiana de Cardiología y Cirugía Cardiovascular afirma que "el ayuno intermitente es un modelo de alimentación que va por ciclos, con periodos de ayuno y alimentación".

Anteriormente, los nutriólogos dijeron que debía comer cinco comidas al día, divididas en tres comidas principales y dos snacks. Los nutriólogos más avanzados han considerado que esto es obsoleto. Estudios recientes han sugerido que es mejor permitir que el cuerpo descanse para que se depure naturalmente.

Aunque recibe los nutrientes que necesita, comer demasiado con frecuencia también puede ser malo.

La descomposición de la comida es un proceso difícil, y comer demasiado estresa al cuerpo.

La digestión, un proceso largo y complejo que puede durar varios días, comienza al comer.

El estrés oxidativo puede aumentar con la comida.

El estrés oxidativo ocurre cuando hay un exceso de radicales libres en las células.

Los atomos que se forman al exponernos a sustancias peligrosas como el humo del tabaco, el ozono o los pesticidas se conocen como radicales libres. En cantidades excesivas, pueden causar enfermedades como el cáncer, la diabetes o el Alzheimer.

¿Cuál es el propósito de dar un descanso a la digestión?

Como los músculos al hacer ejercicio, el tubo digestivo necesita descansar.

Los tejidos del tubo digestivo crecen, se reparan y se recuperan mientras duermes.

Según un estudio del 2019 de la revista Free Radical Biology and Medicine, ayunar mientras estás dormido reduce el estrés oxidativo.

Sin embargo, según el Journal of Nutrition and Metabolism, reducir el estrés oxidativo también reduce la probabilidad de desarrollar enfermedades crónicas y cánceres.

Al comer constantemente, le das al cuerpo menos tiempo para recuperarse.

El ayuno te recarga, te da más energía y te hace sentir mejor.

Por lo tanto, descanse tu sistema digestivo. Tu cuerpo lo agradecerá.

Además, Yoshinori Nagumo, un médico japonés, sugiere comer una vez al día, incluso afirma que es la clave para mantener una juventud eterna y lleva 20 años siguiendo esta recomendación.

Cuando las tripas nos suenan, liberamos la hormona de la longevidad, que revitaliza la piel y las mucosas.

Yoshinori Nagatomo

El cirujano Yoshinori Nagumo es el director de la Clínica Nagumo de Tokio.

Fue designado como Presidente honorario de la Sociedad Internacional de Antiaging en 2012. Además, trabaja como profesor asociado en la Universidad de Kinki y en la Universidad Médica Jikei.

El 1 de agosto de 1955, a los 65 años, nació en la Prefectura de Gunma, Japón.

Conocer el trabajo del Dr. Mark Mattson, investigador del Instituto Nacional de Salud de Estados Unidos y pionero en el estudio de los ayunos intermitentes, también es útil en este sentido. El Dr. Mattson ha practicado los ayunos intermitentes durante varios años, con resultados notables. Además, ha realizado importantes estudios que revelan los beneficios de los ayunos intermitentes para el cerebro y la salud en general.

El Dr. Mattson explica que el ayuno intermitente tiene beneficios similares al ejercicio. El ayuno coloca al cerebro en un estado de estrés moderado, equivalente an un evento que lo coloca en un desafío, y activa patrones de adaptación al estrés. Este desafío aumenta la familia de proteínas conocidas como factores neurotróficos o neurotrofinas, que promueven la sinaptogénesis y la neurogénesis, es decir, mejoran las conexiones y ayudan al crecimiento de neuronas. El ayuno intermitente tiene las mismas ventajas que enfrentar desafíos cerebrales como tocar un instrumento musical o aprender un idioma nuevo.

Según algunos estudios con animales, cuando están en un estado de ayuno, su cerebro está más activo, probablemente porque se activa un mecanismo de respuesta que les permite buscar comida cuando no la tienen. Este comportamiento llevado a cabo con frecuencia fortalece este estado mental y mantiene el cerebro sano.

Los ayunos intermitentes, según el Dr. Mattson, tienen especiales ventajas para prevenir enfermedades neurodegenerativas. También ayudan a prevenir la diabetes y en general reducen la inflamación y mejoran la cognición.

En muchas religiones se practica el ayuno como práctica espiritual, pero en nuestra cultura latina está mal visto saltarse comidas.

Si comenzamos a comer tan pronto como nos levantamos y no paramos hasta que nos dormimos, pasamos la mayor parte del tiempo absortos. Debido a que no hemos dejado nada de tiempo para que el cuerpo queme la energía almacenada, engordaremos con el tiempo.

Solo necesitamos aumentar la frecuencia con la que quemamos la energía alimentaria almacenada para restablecer el equilibrio o adelgazar.

Eso es lo que se conoce como ayuno intermitente.
En esencia, ayunar permite al cuerpo usar la energía que ha acumulado. En última instancia, está destinado an ese propósito. Es importante comprender que no tiene nada de malo, ya que el cuerpo está diseñado de esta manera. Es lo que hacen los perros, los gatos, los leones y los osos, y lo hacemos nosotros también.

Si come regularmente cada tres horas, como se recomienda con frecuencia, el cuerpo simplemente usará la energía de la comida que entra. Si quema algo, puede que no necesite quemar mucha grasa corporal. Solo la conservará.

El cuerpo la protege para que no pueda comer.

Si esto ocurre, es porque no estás equilibrado. No tienes ayuno intermitente.

Es importante recordar que el ayuno intermitente como práctica dietética o como estilo de vida no es adecuado para todas las personas. Las personas con tendencias a la obesidad, por ejemplo, no lo recomendarían.

antidepresivas, ansiosas e incluso con problemas de alimentación.
Se aconseja consultar primero an un profesional de la salud mental en estos casos, aunque en casos de obesidad, personalmente recomiendo recibir apoyo psicológico para obtener mejores resultados.

El Problema Con La Dieta Actual

La alimentación actual está plagada de problemas y deficiencias que atacan silenciosamente nuestra salud. La dieta actual de la gran mayoría de las personas tiene, al menos, cinco problemas importantes que se deben abordar rápidamente para evitar problemas de salud y trastornos alimenticios, según el científico Michael Polland. En síntesis, estos son los cinco temas de la alimentación contemporánea que este científico sabio ha investigado a lo largo de los años a través de estudios:

Aunque no están enlatados ni procesados, la comida contiene los nutrientes que necesitas.

53

Cocinar una tortilla y acompañarla con un atún enlatado especial con una variedad de vegetales puede parecer muy sencillo. Sin embargo, hay un problema: estos alimentos fabricados en masa han perdido muchos de sus nutrientes, lo que permite que se conserven durante meses y la empresa pueda ganar dinero evitando que se estropeen. El problema con estos alimentos es que, aunque pueden prepararse rápidamente (lo que es ideal para un estilo de vida ajetreado debido a las tareas del hogar o el trabajo), carecen de nutrientes necesarios. Si se incorporan vitaminas y minerales artificialmente, su aporte sigue siendo limitado en comparación con los alimentos frescos, ya que no logran igualar los nutrientes presentes en su estado natural. Las empresas de alimentos se ufanan de que sus productos incluyen vitaminas, proteínas y minerales adicionales, lo que aumenta el "valor" de sus productos, sin dejar claro que fueron las propias empresas quienes eliminaron los nutrientes naturales originales de los alimentos. Esto significa que cuando comes alimentos de este tipo, especialmente los enlatados, no estás consumiendo alimentos saludables, como lo harías cuando comes una buena comida con ingredientes y alimentos frescos. Por lo tanto, ten mucho cuidado con esto.

La mala alimentación es una causa común de enfermedades graves.

No, comer hamburguesa con zumo embotellado no es una buena dieta. Aunque la hamburguesa tenga vegetales, debería considerarse un capricho eventual en lugar de una buena alimentación. Sin embargo, debido a la falta de tiempo para cocinar, el problema surge cuando se consume este tipo de alimento con frecuencia o, peor aún, todos los días.

Los condimentos, las carnes almacenadas de manera incorrecta, el exceso de salsas o gaseosas, entre otros alimentos o ingredientes que se pueden encontrar en la comida desperdiciada que se vende en las calles, pueden causar muchas enfermedades. Al comer comida rápida, tanto en la calle como en casa, se pueden contraer enfermedades graves, como cáncer de colon, diabetes, hígado graso, hepatitis y cardiopatías. Si consumes carnes, embutidos y gaseosas (alimentos procesados) en la calle o en casa, en realidad estás consumiendo un alimento inadecuado.

Por lo tanto, la mala alimentación o, mejor dicho, una alimentación de baja calidad es la principal causa de una gran cantidad de personas con hipertensión y diabetes, entre otras enfermedades que están atacando a las personas en la actualidad.

Las empresas sustituyen aditivos dañinos por otros más dañinos.

Las etiquetas "libre de azúcares" o "libre de gluten" seguramente se han visto en muchos alimentos. Aunque existe un problema, esto sería beneficioso para las personas que no pueden comer azúcares en condiciones normales. Según Michael Polland, las compañías sustituyen las grasas saturadas, el exceso de azúcar o el gluten por aditivos artificiales que son perjudiciales para la salud. De hecho, los componentes naturales que están siendo reemplazados en el alimento en cuestión son menos saludables que estos sustitutos.

Por ejemplo, pueden ofrecerte una gaseosa sin azúcar utilizando un aditivo químico que imita el sabor del azúcar, que es incluso peor que el mismo azúcar en sí. Esto también puede ocurrir con grasas que son reemplazadas por una gran cantidad de gluten. Por lo tanto, es un truco que muchas empresas usan para atraer a personas como tú que quieren cuidar su alimentación. Al final, nos ofrecen una "manzana envenenada", que muchos de nosotros hemos comido por inocencia. En estos casos, el experto recomienda no prestar demasiada atención a la cantidad de calorías, azúcares o grasas de cada alimento, sino verlos como lo que son, alimentos que deben balancearse para encontrar armonía y una alimentación equilibrada.

Es difícil encontrar una comida que sea completamente saludable.

No es imposible encontrar una dieta completamente saludable, sin azúcares altos o productos químicos artificiales. Prepararse el desayuno con anticipación es la solución a la ansiedad al salir del trabajo y pensar en terminar el día con una comida rápida. Si es posible, prepara una comida completamente saludable antes de acostarte la noche anterior. Naturalmente, es desaconsejable consumir con frecuencia alimentos preprocesados, ya que en algunos casos pueden ser tan dañinos como la comida rápida; mejor que estos alimentos son vegetales frescos, carnes con bajos porcentajes de grasa y compradas en lugares confiables, huevos y harinas integrales, entre otros productos que no hayan pasado por un proceso industrial de cocinado o incluso de inyección de "vitaminas".

Muchas personas creen que los alimentos saludables son más costosos, pero depende de cómo lo veas. Te costará más que comprar alimentos saludables en un puesto de perritos calientes. Si, por otro lado, los preparas en tu casa con el tiempo suficiente y compras todos los ingredientes necesarios por ti mismo, estarás alimentándote bien an un precio razonable. Existe un método muy sencillo para determinar la calidad de un alimento preprocesado (aunque nunca excelente), según María Moreno, especialista en nutrición del Colegio de Dietistas de Navarra. El método implica examinar la etiqueta para determinar los aditivos; la lista más extensa indica la calidad del producto.

El problema de la obesidad actual es la comida.

Hace menos de cien años, la obesidad no era un problema global tan importante como lo es ahora. No estaba presente en todo el mundo, aunque estaba presente en varias regiones. Actualmente es común, y la mayoría de las veces se debe a la ingesta de alimentos ricos en azúcares y grasas. Como se mencionó anteriormente, incluso los alimentos o bebidas que dicen ser libres de azúcar tienen edulcorantes que pueden aumentar su contenido graso normal, por lo que no debe confiar en ellos. Sin embargo, en general, el principal problema surge de los alimentos conocidos como comida rápida:

Bolsas infladas de maíz, entre otras golosinas en paquetes

Las golosinas que se venden en paquetes generalmente pasan por varias etapas de procesamiento antes de llegar a las tiendas. Estan cocinados, fritos y agregados aderezos para que su sabor sea irresistible, pero es justo esto lo que altera el metabolismo porque están hechos específicamente para que no te aburras de comerlos. Debido a que no puedes controlar tu apetito, seguirás comiendo, incluso si ya has comido mucho. Puede ser peor todavía si estas golosinas son alimentos con grandes cantidades de grasa, sal, conservantes o salsas, como un perrito caliente, una pizza o una hamburguesa (estos alimentos se clasifican como golosinas porque carecen de vitaminas, proteínas y minerales necesarios para el cuerpo).

Frituras

Otro problema de la alimentación contemporánea son las frituras. De acuerdo con un estudio realizado por la American Journal of Clinical Nutrition, una revista de renombre internacional en el campo de la salud, "cualquier dieta que incluya alimentos fritos aumenta la probabilidad de desarrollar obesidad". Este estudio tomó una muestra de alrededor de 40 mil personas y llegó a la conclusión de que comer frituras, un grupo de alimentos, tiene un impacto negativo en el índice de masa corporal y el perímetro de la cintura.

Gabriel Robledo, titular de la investigación en calidad de cardiólogo, afirma que la grasa hace que la comida sea más sabrosa, lo cual es evidente al comparar la fritura con otros métodos de preparación de alimentos más saludables, como hervir o cocer. Por el contrario, los alimentos fritos hacen que te sientas lleno, lo que te hace querer comer más aunque ya no tengas hambre. Las frituras mejoran la absorción de nutrientes del cuerpo y lo predisponen a consumir cualquier otro ingrediente que acompañe al frito (como sal o salsas, entre otros elementos nocivos en exceso), lo que hace que las frituras sean peligrosas.

Aunque no afirmamos que comer alimentos fritos sea un pecado, sí aconsejamos abstenerse de comer alimentos como palitos de queso, pollo o papitas varias veces a la semana. La cocina al horno, al vapor o a la plancha debe ser el método principal de preparación de sus alimentos.

Gaseosas, bebidas energéticas y zumos "naturales" en envases

¿Serías capaz de consumir hasta cinco cucharadas de azúcar de manera consecutiva durante el día, la tarde y la noche? "Por supuesto que no", pensarás porque es malo para tu salud. Sin embargo, los zumos de frutas procesados industrialmente contienen entre seis y diez cucharadas grandes de azúcar por cada litro de bebida, especialmente las energéticas. Las bebidas azucaradas que han sido embotelladas de manera industrial para mantenerlas durante un largo período de tiempo suelen contener calorías vacías, que no son beneficiosas para el cuerpo. Además, se queman an un ritmo lento, lo que aumenta el peso. Si los niños, cuyo riesgo de obesidad es particularmente alto, consumen gaseosas todos los días, su probabilidad de desarrollar obesidad aumentará en un 60 %.

Bizcochos y panecillos

Aprovecharemos para incluir galletas, donas y productos con altos niveles de azúcares y carbohidratos que incluyan harinas dentro de esta categoría. Si no se consumen con frecuencia, estos productos no son dañinos; sin embargo, cuando se consumen todos los días o varias veces a la semana, se presenta el problema, especialmente cuando incluyen ingredientes como arequipe, chocolate y siropes, que añaden un alto porcentaje de azúcar (transformable en glucosa y luego en grasas). Aunque comer una unidad de altas calorías, como una dona, es extremadamente dañino para el cuerpo, comer varias aumenta el riesgo de desarrollar obesidad y diabetes a medio o largo plazo.

Gelatinas, caramelos, tartas y postres

Debido a que es común hoy en día comer un postre después de cada comida, una gran parte de la población mundial consume regularmente alimentos catalogados como postres todos los días. Cuando uno debe comer algo después de cada comida, no es saludable. Siempre y cuando se consuman en pequeñas cantidades, una o dos veces al día es suficiente para mantenerse saludable.

Los chocolates, las porciones de pastel, las gominolas y las gelatinas son los más peligrosos cuando se consumen todos los días después de cada plato principal y no se deben dar a los niños. Si tienes antojo de algo dulce después de cada comida, siempre puedes optar por postres caseros y saludables, pero no es necesario consumir postres con tanta frecuencia. Puede conocer todos los ingredientes y los contenidos de grasas y azúcares de ellos.

¿Cuál es el principal problema con la comida en la actualidad?

Las comidas actuales tienen dos problemas. El primero es que deben estar listas rápidamente para abastecer an una gran cantidad de público que necesita alimentarse sobre la marcha para llegar de un lugar an otro con el estómago lleno; es decir, no se le da una importancia real a la comida ni existe un momento de tranquilidad después de la comida para que el cuerpo pueda procesar correctamente los alimentos. Y debido a que la comida debe prepararse rápidamente y la fritura es uno de los métodos de cocina más rápidos, esta forma de cocinar y comer se usa en casi todas las cadenas de comida rápida del mundo. Algunas de estas cadenas usan productos para mantener los alimentos en un estado consumible durante más tiempo, aunque estos no tengan en realidad vitaminas ni proteínas aprovechables por el cuerpo, además de ingredientes con exceso de grasas.

El segundo problema es similar al primero, pero se trata de alimentos que se venden en los supermercados y contienen conservantes para mantenerlos frescos hasta que alguien los compre. Esta categoría incluye enlatados, embutidos, algunos quesos y algunas carnes, como hamburguesas ya preparadas. Es cierto que comprar alimentos en el supermercado es más saludable, pero solo si no están procesados previamente. Debido a que, aunque estos aceleren la preparación de la comida, estarás consumiendo menos nutrientes que si compras carne de pollo, res o pescado fresco, o vegetales y hortalizas en su estado natural. Con una lista de compras hecha de productos naturales y saludables, también ayudarás a proteger el medio ambiente eliminando alimentos en bandejas, sin cáscara o cortados.

Será difícil limpiar, condimentar y cocinar las carnes, pero será mucho más saludable que comprarlas ya preparadas en un supermercado, donde se les aplican químicos para evitar su descomposición temprana. Se puede agregar un porcentaje adicional de grasa a las carnes para que aguanten más tiempo y vendan menos porcentaje de carne con el mismo beneficio.

Todo esto afecta a los enlatados. Ya sabes que los alimentos importados de ese estado han sido sometidos an un proceso de extracción de gran parte de sus nutrientes naturales para preservarlos durante más tiempo y, a cambio, se les han agregado vitaminas y minerales de baja calidad. Obviamente, esto resultará en un valor proteico significativamente menor que comprar el mismo alimento, como el atún, en estado natural. Si creemos que el ahorro de tiempo es importante, debemos recordar que nuestra salud es aún más importante. ¡Siempre habrá tiempo para preparar alimentos! Reserva al menos una hora para preparar tus alimentos durante todo el día. Con el tiempo, verás cómo te sentirás con más energía para afrontar cada día porque los nutrientes naturales abundantes de las comidas caseras te brindan esta energía extra.

Ahora que sabes cuán importante es elegir tus alimentos y cuidar tu alimentación, hablaremos de lleno sobre el ayuno intermitente, un método para comer que te ayudará a perder peso y a mantener estables tus índices glucémicos, masa corporal y niveles de grasas.

¿Cuál Es La Definición De Ayuno Intermitente?

Un plan de dieta es un ayuno intermitente. Toman una decisión deliberada de no comer. Cuando se trata de la comida que debe comer, el ayuno intermitente no es estricto. Sin embargo, debe mantenerse al día con su dieta. El ayuno se ha llevado a cabo a lo largo de la historia. No había refrigeradores ni supermercados para los ancianos. En ocasiones, no tienen nada para comer. Como resultado, han evolucionado para sobrevivir durante largos períodos de tiempo sin alimentos.

Es normal comer 3-4 comidas diarias y ayunar de vez en cuando. Esto también ocurre por motivos religiosos o espirituales como el budismo, el cristianismo, el islam y el judaísmo. El ayuno intermitente es muy popular en la actualidad.

Metodología para el ayuno intermitente

Cuando estás en ayunas, solo comes poco o nada. Hay muchas formas diferentes de ayunar con interrupciones. El plan 16/8 es uno de los métodos más utilizados.

Algunas personas prefieren una ventana de cuatro horas o seis horas. Por ejemplo, solo come de doce a ocho. El método de ayuno intermitente más popular es el plan 16/8. El desayuno se elimina y la cantidad de comida se limita an 8 horas al día.

Plan de 24 horas

Ayuno durante un día después de eliminar dos comidas al día. Por ejemplo, termina la cena a las seis de la tarde y no come nada hasta las seis de la tarde del día siguiente. Come tres comidas al día y luego decide a veces saltar el almuerzo y el desayuno al día siguiente. Si solo puedes ayunar durante 18 horas, está bien. Puede probar varios horarios para ver cómo reacciona su cuerpo.

5: 2 dieta

En dos días no consecutivos, consume entre 500 y 600 calorías y luego sigue su plan de dieta habitual durante los otros cinco días. Se puede perder peso reduciendo el consumo de calorías, siempre y cuando no coma mucho más durante sus períodos de alimentación.

Para muchos, el método 16/8 es el más sencillo, sencillo y sostenible. Necesita probar varios métodos de ayuno y ajustar el que elija a sus objetivos y estilo de vida.

Parte Uno

¿Qué significa el ayuno?

En pocas palabras, hacer ciclos entre comer y ayunar es lo que significa el ayuno intermitente. Es un método muy popular para bajar de peso y mejorar la salud en la actualidad.

El ayuno no es una novedad. En realidad, el ayuno intermitente es un antiguo secreto para mantener una buena salud.

Debido a que se ha hecho durante toda la historia de la humanidad, es antiguo.

Y no se sabe porque esta costumbre ha sido ignorada hasta recientemente, especialmente en lo que respecta a la salud.

Sin embargo, muchas personas están volviendo a probar esta intervención en la dieta. El número de búsquedas en línea para "ayuno intermitente" ha aumentado en aproximadamente un 10.000 por ciento desde el año 2010. La mayoría de este aumento ha ocurrido en los últimos años.

El ayuno tiene el potencial de brindar importantes beneficios a la salud, como el adelgazamiento y la corrección de la diabetes de tipo 2, si se realiza correctamente.

Además, tiene el potencial de ahorrar tiempo y dinero.

Esta guía para principiantes está destinada an ayudarlo a aprender todo lo que necesita saber sobre el ayuno intermitente para que pueda comenzar an implementarlo.

La Fisiología Del Período De Ayuno

Cuando se somete a condiciones de presión, el cuerpo humano se ha convertido en una herramienta efectiva que utilizará sus propios recursos y trabajará para repararse a sí mismo. El ayuno intermitente es un método dietético natural que ayudará a su cuerpo a generar crecimiento celular, mejorar la producción de hormonas y trabajar para reparar las células. El cuerpo de cada persona responderá al ayuno intermitente de manera diferente. Su éxito en el ayuno dependerá de su estilo de vida, genética y salud en general. El ayuno intermitente no es algo nuevo, pero recientemente ha ganado popularidad porque ayuda a mejorar la salud. Es fascinante observar los efectos en el cuerpo humano cuando participa en un período sostenido de rápido, aunque muchas personas no optarán por ayunar durante más de unas pocas horas y la mayoría no optarán por ayunar durante más de un día. Cuando agregue el ayuno intermitente a su rutina diaria, todas estas cosas ocurrirán; puede tardar un poco más.

De cero a tres horas: cuando comienza su período de ayuno, su cuerpo todavía está digiriendo y almacenando el contenido de su última comida. Su cuerpo necesitará ácidos grasos, aminoácidos y glucosa para descomponer todas las grasas, proteínas y carbohidratos. Luego, su cuerpo los utilizará de inmediato para generar energía o los guardará para uso futuro. Dependiendo de lo que comió recientemente, también puede tener una variedad de hormonas en su sangre. Tendrá una gran cantidad de glucosa en su torrente sanguíneo si comió una comida rica en carbohidratos. Esto indica un nivel elevado de insulina en su sangre. Los niveles de insulina y glucosa en su sangre volverán a los niveles que tenían antes de la marca tres horas después de su última comida. Además, los niveles de leptina, que significa plenitud, y grelina, que significa hambre, en su cuerpo variarán ligeramente. Dentro de tres horas después de la última comida, ambas hormonas se activarán. Estas primeras tres horas se llaman período de crecimiento porque su cuerpo tendrá acceso completo a los nutrientes que ha consumido y puede elegir almacenarlos, quemarlos o usarlos para desarrollar músculos.

De cuatro a veinticuatro horas: ahora su cuerpo pasará al estado catabólico, que es cuando se descomponen y utilizan los nutrientes almacenados. La hormona glucagón, que es responsable de descomponer el glucógeno en su cuerpo, aumentará tan pronto como bajen los niveles de insulina y glucosa en sangre. El glucógeno es la sustancia que se produce cuando la glucosa que se ha almacenado se descompone para producir energía para las células. En este punto de su proceso de ayuno, su cuerpo todavía depende de la glucosa para satisfacer las necesidades celulares. Al final del primer período de 24 horas, su cuerpo comenzará an agotar sus reservas de glucógeno y necesitará buscar otra fuente de energía. A partir de este momento, su cuerpo comenzará a producir cetonas. Las cetonas comenzarán a compensar la diferencia en sus necesidades energéticas, aunque su cuerpo todavía prefiere usar glucosa. Los niveles de glucosa en sangre disminuirán aproximadamente un 20%.

La cantidad de glucógeno que haya almacenado y la cantidad de energía que use durante el día determinarán cuándo su cuerpo realizará este cambio. Sus reservas de glucógeno se agotarán más rápidamente si ha estado activo durante todo el día.

Veinticuatro a 72 horas: ahora que el glucógeno en su cuerpo se ha agotado significativamente, su cuerpo comenzará a cambiar an un modo de quema de grasa. Comenzará a producir cetonas para su uso energético. Los subproductos que se desprenden cuando el cuerpo metaboliza la grasa almacenada para utilizarla como energía se llaman cetonas. Los ácidos grasos de su cuerpo serán transportados al hígado, donde serán convertidos en cetonas. En este punto, su cuerpo se alimenta principalmente de cetonas. Su cerebro todavía necesitará glucosa de las cetonas que produce para funcionar correctamente. La grelina, la hormona del hambre, comenzará a disminuir drásticamente ahora. Esta hormona sube y baja naturalmente con su ritmo circadiano, pero disminuirá más después de cada veinticuatro horas durante un ayuno. Sus niveles de grelina serán más bajos el tercer día de ayuno que los del primer y segundo día. Por lo tanto, a partir del tercer día de su ayuno, su hambre general disminuirá.

Desde 72 horas hasta 120 horas, ha llegado a la etapa prolongada de su ayuno. Después del tercer día de ayuno, sus niveles de insulina y glucosa seguirán siendo bajos y no sentirá hambre. Ahora está en cetosis nutricional constante. Sus células serán más resistentes al estrés y a las toxinas después de un ayuno prolongado. Su riesgo de desarrollar una enfermedad metabólica se reducirá en un treinta por ciento debido a la disminución de sus niveles de glucosa e insulina en sangre. Además, experimentará una disminución en la salud metabólica general, la inflamación y la inmunidad. Su cuerpo ahora depende completamente de las cetonas como fuente de energía y combustible.

Ciento veinte horas y más: ahora ha estado en un estado estable de cetosis durante cinco días, sus niveles de insulina y glucosa en sangre han disminuido significativamente. Existe una diferencia entre la cetosis que está experimentando y el estado de cetoacidosis, que es un nivel de acidez en la sangre peligroso que generalmente solo se observa en casos de inanición extrema en personas con diabetes o adicciones al alcohol. Debe consultar an un médico si desea abandonar un ayuno de cinco días. Todas las ventajas del ayuno que acaba de hacer todavía estarán disponibles para usted si se detiene ahora y agrega gradualmente una dieta saludable a su rutina.

El ayuno a largo plazo le brindará beneficios a su salud inigualables que ningún otro método puede brindarle.

Capítulo 2: Las Ventajas Del Ayuno Intermitente Incluyen La Pérdida De Peso,

Los beneficios de una dieta de estilo de vida como el ayuno intermitente pueden ser muy amplios. Aunque se pueden disfrutar todos los beneficios, es posible que solo disfruten de los principales. Dicho esto, no hay forma de que no experimentes algunos beneficios cuando decides controlar lo que comes y tomar decisiones más saludables. ¡Nunca será una mala idea tomar decisiones alimentarias más saludables!

La mayoría de las personas adoptan el ayuno intermitente por los beneficios de la pérdida de peso. El ayuno intermitente es naturalmente una dieta que reduce las calorías, por lo que solo se puede comer una cantidad limitada de alimentos cuando se limita el tiempo para hacerlo. Se comerán menos comidas y se eliminará la posibilidad de que se produzcan aperitivos no programados an altas horas de la noche, lo que puede sumar rápidamente calorías innecesarias, y con frecuencia se prepararán aperitivos sin sentido con alimentos de bajo valor nutritivo.

Por lo tanto, incluso si su ayuno intermitente solo reduce los refrigerios innecesarios, ya estará en el camino de la pérdida de peso con solo comer menos calorías.

Considere también el impacto del ritmo circadiano, que es una respuesta evolutiva al patrón día/noche de la naturaleza humana. El cuerpo ha adaptado sus procesos para funcionar en sincronía con este patrón. Como resultado, se ralentiza y se concentra en los sistemas que funcionarán mientras duermes por la noche. Su cuerpo no será tan eficiente en la digestión de una alta dosis de insulina, y ese exceso de energía se almacenará como grasa resistente.

El ayuno intermitente tiene un impacto en las hormonas y la forma en que el cuerpo almacena y utiliza la energía, además de reducir el consumo de calorías. Se puede aprovechar el poder de las hormonas que descomponen la grasa corporal para obtener energía al controlar el influjo de insulina y permitir que el cuerpo utilice la energía almacenada. En pocas palabras, esto significa que se quemará grasa.

Se puede acelerar este proceso al necesitar más energía (también conocida como grasa) para quemar si se combina el ayuno intermitente con el ejercicio moderado o vigoroso. Algunos estudios han demostrado que el ayuno intermitente puede causar una pérdida de peso del 3 al 8 % en un período de 3 a 24 semanas y una disminución del 4 al 7 % en la cintura, lo que indica una reducción de la grasa del vientre, donde reside la mayoría de las células grasas, y puede conducir a problemas de salud más preocupantes a largo plazo.

características antienvejecimiento

La regeneración celular es uno de los efectos más fascinantes del ayuno intermitente, y sus efectos antienvejecimiento incluyen una piel más suave y una mejor función cerebral. Los científicos están investigando cómo el ayuno y los cambios metabólicos afectan la reproducción celular. Una de las causas de algunos síntomas del envejecimiento es que el cuerpo pierde gradualmente su capacidad de producir una abundancia de células madre a medida que envejecemos. Si se logra establecer un ambiente que fomente la producción de células madre altamente funcionales en el cuerpo, se pueden retrasar los síntomas de la vejez, lo que permite mantener la energía juvenil durante toda la vida.

Los resultados sorprendentes de las pruebas en ratones indican que incluso un solo ayuno puede beneficiar a los ratones jóvenes y más viejos. De hecho, los ratones más viejos del experimento experimentaron cambios significativos; en lugar de tener una capacidad limitada para descomponer y utilizar las grasas almacenadas para obtener energía, ahora pueden acceder an esa energía y generar nuevas células madre intestinales. Muchos estudios se han realizado en animales sobre el ayuno y la producción de células madre, y todavía queda mucho por hacer en cuanto a la respuesta de los humanos an esta situación. Sin embargo, los hallazgos iniciales son positivos, y cuando se observan los años de evolución humana y se reconoce que los períodos de ayuno han formado parte de nuestra naturaleza durante millones de años, se puede llegar a la conclusión de que el

El ayuno intermitente también puede mantener o incluso mejorar la capacidad cerebral a medida que envejece. Aunque ciertas proteínas liberadas a través del metabolismo de la energía almacenada en las células grasas son la fuente de combustible preferida del cerebro, el cuerpo no tiene la oportunidad de aprovechar estas fuentes, por lo que puede experimentar "niebla cerebral" o letargo general mientras trabaja. El ayuno crea las condiciones adecuadas para que el cuerpo acceda a niveles más profundos de fuentes de energía y para aprovechar una proteína llamada factor neurotrófico derivado del cerebro (BDNF). El BDNF es un factor de crecimiento que permite la formación de nuevas neuronas, mejora la conectividad entre las neuronas existentes y actúa como un antidepresivo natural. En estudios con animales, se ha demostrado que el BDNF ayuda a las neuronas a mantenerse saludables, lo que puede conducir an una mayor resistencia an enfermedades cerebrales comunes como la demencia y el Alzheimer, e incluso a prevenir lesiones por un accidente cerebrovascular.

El ayuno intermitente puede mejorar la capacidad cognitiva de las personas que experimentan el deterioro cognitivo causado por la neurodegeneración sintomática de las enfermedades de Alzheimer y Parkinson, según nuevos estudios. Dentro de 6 meses, la mayoría de las personas en las primeras etapas de estas enfermedades mejoraron su función cognitiva en un pequeño estudio que incluyó cambios en el estilo de vida, uno de los cuales fue un ayuno de 12 horas. Otros estudios en animales encontraron que las personas que habían estado en estado de ayuno antes del incidente sufrieron menos daño cerebral debido an una apoplejía y que hubo menos personas que murieron debido an una apoplejía. Este es un indicio de que el ayuno mejora la función cognitiva en personas con una enfermedad actual. También puede usarse como una forma de prevenir y proteger contra las enfermedades cerebrales degenerativas.

Prevención de infecciones.

Su salud a largo plazo se verá afectada si cambia su dieta y come alimentos más saludables. Una dieta saludable y equilibrada puede prevenir muchos males sociales. Los alimentos y las bebidas que consumes todos los días ayudan a tu cuerpo a funcionar correctamente. ¿No tiene sentido ser estratégico y selectivo en la calidad y cantidad de estos insumos?

Salud cardiovascular

Las enfermedades cardíacas son una de las principales causas de muerte, y las mujeres son más propensas a sufrirlas que los hombres. La mayoría de las condiciones que pueden causar enfermedad cardíaca se pueden prevenir mediante hábitos de estilo de vida saludables. Muchas personas creen que la mala salud cardíaca se debe a la genética que se transmite de generación en generación, pero lo más probable es que el estilo de vida y las elecciones dietéticas sean la raíz del problema, no los genes.

La presión arterial alta, el colesterol alto, la diabetes y la obesidad son las condiciones más comunes que conducen an enfermedades cardíacas. Una dieta deficiente: alta en azúcar, sal y "grasas malas", falta de ejercicio, abuso del alcohol y tabaquismo son factores de comportamiento que conducen an enfermedades cardíacas. La elección de un estilo de vida más saludable puede resolver todos estos problemas, y el ayuno intermitente aumenta la concentración y la disciplina, lo que puede volverse en otros aspectos de la vida, como dedicarse a hacer más ejercicio o dejar de fumar. El ayuno intermitente no es solo una dieta; es un estilo de vida que te inspira a seguir un plan y hacer elecciones más saludables en todos los aspectos de tu vida.

El ayuno intermitente para la salud del corazón se refiere más bien a hacer cambios generales en su estilo de vida que tienen un efecto positivo neto en su salud cardíaca. Puede tener un impacto inmediato en los nutrientes que necesita tu cuerpo al elegir alimentos saludables y controlar el tiempo y el tamaño de las porciones. Al reducir las calorías y perder incluso una pequeña cantidad de peso, se crea menos tensión en el corazón, y al regular la entrada y el uso de energía en el cuerpo, se puede trabajar para reducir la presión arterial y disminuir los altos niveles de colesterol "malo" que causan enfermedades cardíacas. Al brindar a su cuerpo fuentes de energía de alta calidad y practicar el autocontrol para manejar sus ventanas de ayuno, está configurando su corazón para que funcione al máximo y puede evitar algunas de las condiciones más peligrosas para la salud humana.

Diabetes mellitus tipo 2

La teoría del ayuno intermitente para controlar la diabetes de tipo 2 ha ganado popularidad recientemente. El ayuno intermitente hace exactamente lo que hace: controla el azúcar en la sangre y la insulina. Si se utiliza el ayuno intermitente para ayudar a controlar la diabetes de tipo 2, la técnica correcta será crucial. Aunque algunos estudios muestran que el ayuno intermitente puede ser útil para las personas que se enfrentan a la diabetes, todavía no es un tratamiento convencional y debe abordarse con la ayuda de su médico. Una vez más, los beneficios secundarios del ayuno, como un mejor autocontrol y una selección de alimentos de mejor calidad, pueden tener una mayor influencia en la lucha contra los síntomas de la diabetes que el propio ayuno mismo.

La resistencia a la insulina es la principal condición de la diabetes, y con la diabetes, el cuerpo no responde normalmente a los niveles variables de insulina y glucosa, por lo que estas hormonas se elevan, lo que provoca varias complicaciones médicas como resultado de niveles de azúcar en la sangre mal controlados. Los medicamentos para aumentar la insulina que luego puede ser absorbida y utilizada adecuadamente por el cuerpo se utilizan tradicionalmente para tratar la diabetes. La nutrición y el control de los niveles de insulina son cruciales para la supervivencia de una persona con diabetes que tiene niveles elevados de azúcar en la sangre.

A través del ayuno, se toman medidas para reducir las calorías y, por lo tanto, se elimina el exceso de peso, lo que tiene un efecto positivo en las condiciones de diabetes. También se tiene la oportunidad de reducir el colesterol y controlar los niveles de azúcar en la sangre evitando los grandes picos de glucosa, lo que puede reducir la resistencia a la insulina en el cuerpo. El ayuno también puede beneficiar a algunos órganos que son cruciales para la diabetes. El cuerpo almacena la glucosa extra producida por el metabolismo en el hígado, y el cuerpo tarda hasta doce horas en procesar y utilizar esa energía. El cuerpo usa la energía almacenada en las células grasas durante una ventana de ayuno y depende menos del páncreas y el hígado para producir la energía necesaria para la vida. El sistema agota el exceso de energía, lo que permite que sus células absorban más energía, evitando los efectos de la resistencia a la insulina y el aumento de los niveles de azúcar en la sangre.

No todas las técnicas de ayuno serán útiles para la diabetes porque el control de los niveles de azúcar en la sangre es crucial. Ayuno a largo plazo será perjudicial para una persona con diabetes, pero algunas técnicas de ayuno intermitente pueden brindar el entorno adecuado para que alguien reduzca los medicamentos necesarios o simplemente disfrute más de la vida y siga prosperando mientras es diabético. El ayuno en días alternos y los métodos de tiempo limitado permiten una ventana de ayuno y comida que no pone en peligro los niveles de azúcar en la sangre de una persona diabética. El próximo capítulo analizará en detalle las diversas estrategias de ayuno intermitente y detallará cómo hacer que estas estrategias funcionen para usted, que tiene diabetes.

Consultar a su médico siempre será el primer paso si desea tratar de controlar su diabetes con un ayuno. También debe tener un plan para controlar con frecuencia sus niveles de azúcar en la sangre y registrar y registrar cualquier cambio en los síntomas a medida que avanza en su ayuno. No tenga miedo de romper el ayuno o detener cualquier progreso que haya hecho; lo más importante que debe recordar es que está tratando de hacerlo por su bienestar, y si aparecen signos de baja presión arterial, debe tomar medidas para corregirla. Si su primera comida para romper el ayuno es demasiado rica en carbohidratos, puede aumentar su nivel de azúcar en la sangre y tener un impacto negativo en su salud. Por lo tanto, debe ser estratégico al seleccionar esta comida. Ser diabético significa que debe estar atento a sus elecciones de alimentos. Combinar eso con una estrategia de ayuno requerirá cierta planificación, pero podría dar lugar a beneficios que tienen un efecto duradero en la forma en que controla su diabetes.

Enfermedades graves y inflamación

Un denominador común de muchas de las enfermedades que asolan nuestra vida moderna, como la diabetes, el cáncer, las enfermedades autoinmunes, la ansiedad, la depresión y una gran cantidad de problemas hormonales, es la inflamación. La inflamación crónica ocurre cuando el cuerpo se activa constantemente para hacer frente an una amenaza interna percibida, ya sea que haya una lesión o enfermedad que combatir o no, y indica al sistema inmunológico que libere glóbulos blancos, pero sin ningún lugar al que adherirse, comenzarán an atacar los órganos internos y el tejido sano en general, causando una serie de problemas de salud graves.

El cuerpo entra en este modo de lucha con frecuencia debido a factores ambientales como hábitos de estilo de vida como el fumar, la falta de ejercicio y, lo más importante, una dieta alta en grasas saturadas, carnes rojas, productos lácteos y alimentos procesados azucarados. La mejor manera de reducir la inflamación tanto aguda como crónica es tomar decisiones de vida saludables, especialmente en lo que respecta a la dieta y los patrones de alimentación.

La naturaleza de la inflamación está siendo objeto de nuevos estudios, y los médicos continúan descubriendo más sobre los indicadores de inflamación crónica y las conexiones entre la inflamación y las enfermedades. Los problemas de salud cerebral y mental, como la ansiedad, la depresión y una falta de atención general en la vida diaria, así como las enfermedades neurológicas, como la epilepsia, el Alzheimer y el Parkinson, se han relacionado con la inflamación. Los médicos ahora clasifican estas afecciones como neuro inflamatorias y están investigando cómo un tratamiento antiinflamatorio puede manejar y curar.

La inflamación también puede causar dolor crónico como artritis, migraña, dolor neurogénico (dolor causado por daños en los nervios) y dolor psicógeno (dolor que no es causado por enfermedades, lesiones o daños en los nervios).

El cáncer, que ha sido descrito como una herida interna que nunca se cura, es decir, el cuerpo inunda el sistema con glóbulos blancos para reparar el daño percibido, es una de las condiciones más importantes de la inflamación crónica. Sin embargo, al manipular los mismos sistemas destinados a curar el cuerpo, terminan atacándolo y creando tumores en el lugar donde se produce la inflamación.

Al reducir la inflamación en el cuerpo a través de elecciones de estilo de vida simples, tiene un doble efecto: ayuda a prevenir y tratar algunas condiciones. Una forma de protegerse contra los problemas de salud es hacer un ayuno intermitente para controlar los sistemas hormonales del cuerpo y crear un ambiente de uso eficiente de la energía. El ayuno intermitente para controlar enfermedades como la diabetes y la inflamación crónica puede ayudar a tratar algunos síntomas mientras se evitan más daños. Algunos estudios han demostrado que las técnicas de ayuno intermitente pueden ayudar a los pacientes con cáncer a reducir los efectos negativos de los altos niveles de toxicidad de la quimioterapia.

Parecía que el ayuno intermitente durante varios períodos antes y después de los tratamientos era seguro y tenía pocos efectos secundarios negativos. Es necesario realizar una gran cantidad de estudios adicionales debido a que se trata de ensayos a pequeña escala, pero los datos iniciales son prometedores y, con pocos o ningún impacto negativo, el uso del ayuno intermitente como herramienta para ayudar a la recuperación puede ser una herramienta útil.

Es sorprendente lo simple que puede ser reducir el riesgo cambiando la dieta y la estrategia de comidas, ya que hay tantas conexiones entre los principales problemas de salud y los síntomas de inflamación en el cuerpo. La teoría inicial que vincula las elecciones dietéticas y la mejora de la salud tiene fuertes indicadores de que tomar decisiones alimentarias estratégicas saludables nos prepara para una vida más larga y saludable. Los estudios sobre el tema todavía están en curso.

Cambios En El Cuerpo De Las Mujeres En La Década De Los 40

Para muchas mujeres, la década de los cuarenta es un momento de unificación, cambios, expectativas de futuro y obstáculos, tanto en el trabajo como en la vida personal, incluyendo temas de salud, bienestar y belleza.

Los efectos del tiempo, los hábitos y costumbres de vida, así como las preocupaciones por la imagen, se hacen más evidentes con la llegada de los 40 años.

En la década de los 40, el cuerpo de una mujer experimenta ciertos cambios y transformaciones impulsados por las hormonas, las cuales son responsables de muchos de estos cambios evidentes y esperados con la edad. Estos cambios pueden ser acelerados o frenados por factores externos o internos, como la herencia y los hábitos de vida (descanso, estrés, nutrición y alimentación).

El eje hormonal femenino se compone del hipotálamo, la hipófisis y el óvulo.

El eje hormonal femenino, donde participan unas "glándulas" ubicadas en el sistema nervioso central y los ovarios, comanda y/o regula los cambios femeninos que comienzan en la adolescencia como la piel rosada y suave, las caderas anchas, el aumento de los senos y el inicio de la capacidad fértil con el ciclo menstrual, al igual que muchas otras funciones del cuerpo de una mujer.

En pocas palabras, el hipotálamo produce sustancias químicas llamadas "hormonas liberadoras" que en la hipófisis liberan "hormonas estimulantes" de las características sexuales. En el caso de las mujeres, estas hormonas actúan sobre el ovario para producir "hormonas femeninas", estrógenos y progesterona, que son las hormonas que causarán cambios en el cuerpo femenino como piel más suave, acné

La función de este eje hormonal comienza a cambiar alrededor de los 35 años de edad. A partir de ese momento, los procesos que regula, como la fertilidad y el ciclo menstrual, la reparación y mantenimiento de células y tejidos, y el metabolismo, son más susceptibles a los factores externos. De hecho, debido an estos cambios con la edad, el embarazo de una mujer después de los 35 años se considera de alto riesgo obstétrico.

La adopción de hábitos de vida saludables es recomendada en cualquier etapa de la vida, especialmente a partir de los 40 años de edad, así como para cuidar y preservar la función del eje hormonal femenino, que es tan importante para el bienestar de las mujeres.

Los hábitos positivos que se pueden adoptar incluyen hábitos de descanso nocturnos adecuados, manejo efectivo del estrés, ejercicio regular y, sobre todo, una dieta saludable y equilibrada. El ayuno intermitente es, por lo tanto, una excelente opción para planificar la alimentación, asegurarse de recibir una nutrición adecuada y mantener un control sobre el peso corporal.

Varios cambios asociados con los años 40

¡Una vez más, acné!

En la década de los 40, el acné puede volver an aparecer debido an una variedad de factores que alteran el manto ácido de la piel. Hasta en una tercera parte de las mujeres mayores de 40 años de edad, el acné puede ser causado por hormonas, mala higiene del sueño, estrés y tipos de alimentos.

La piel es el órgano más extenso del cuerpo y el primero en donde los efectos de la edad comienzan a manifestarse. En las mujeres adultas, la obstrucción de los poros y la aparición de espinillas infectadas se facilitan por los mecanismos de limpieza natural, la exposición constante a contaminantes ambientales, el maquillaje, el estrés y la mala calidad del sueño nocturno.

Para reducir estos problemas, es mejor lavar el rostro con jabón o gel limpiador y enjuagar con agua fría cada día.

Problemas con los dientes

Cualquier mujer debe cuidar su salud bucal. Se dice que una sonrisa dulce es el arma ideal para conquistar a alguien. Los cambios hormonales que ocurren en el cuerpo de las mujeres durante la década de los cuarenta promueven la inflamación de las encías, lo que facilita la invasión de bacterias y gérmenes y la aparición de infecciones bucales y otros problemas dentales.

Reforzar el cuidado de la salud bucal, incluida la higiene bucal después de cada comida y las visitas periódicas al dentista, es crucial. Los cambios en la dieta también pueden ser beneficiosos, como reducir el consumo de azúcares refinados y aumentar la cantidad de fibras y frutas, que proporcionan nutrientes para la reparación de los tejidos y prevenir la gingivitis.

Algunas cosas están "fuera de lugar".

Uno de los problemas que aparece en edades mayores es el descolgamiento; los senos caídos, los tejidos flácidos y las líneas de expresión están entre los principales aspectos que preocupan a las mujeres con el paso del tiempo.

En la década de los cuarenta, los tejidos comienzan a perder su elasticidad y vitalidad debido an una disminución en la producción de colágeno, una proteína responsable de la firmeza y soporte de la piel.

Sin embargo, el ejercicio regular y una dieta rica en vitamina A, E y C pueden retrasar esta pérdida de colágeno y mantener la vitalidad de los tejidos.

Es más difícil mantener el peso bajo control.

Desde los años cuarenta, perder peso no es una tarea fácil. Muchas mujeres se quejan, especialmente al final de esta década, del aumento de peso, la pérdida de motivación y las dificultades para seguir planes de dieta y ejercicio, todo lo que dificulta más controlar el peso. La disminución de la eficacia del eje hormonal femenino, junto con otros factores relacionados con el estilo de vida, frecuentemente contribuyen al aumento de peso.

Sin importar la edad, es crucial comenzar a trabajar cuanto antes. Los rollitos en el abdomen bajo, los glúteos, los brazos y los muslos, que son áreas problemáticas para las mujeres, pueden evitarse manteniendo una dieta saludable y haciendo ejercicio con frecuencia.

Nutrición para mujeres de 40 años

¿Qué debemos cambiar para mejorar la salud y el peso?

Desde los años cuarenta, especialmente para las mujeres, el cambio de edad comienza a ser más evidente. De hecho, la acumulación de grasa alrededor de la cintura y las caderas, así como en los glúteos y los muslos, es parte del proceso de envejecimiento y está ampliamente influenciada por el estilo de vida y los cambios hormonales en las mujeres.

Las hormonas femeninas, que moldearon la apariencia durante los primeros cuarenta años de la vida, ahora están disminuyendo. La reducción de los niveles de estrógenos en la premenopausia y durante esta etapa hace que la grasa se acumule tanto en las caderas como en el abdomen, lo que aumenta la propensión an enfermedades metabólicas y cardiovasculares. Por lo tanto, es fundamental monitorear la dieta y ajustarla según sea necesario.

Por lo tanto, los impulsos de comida y los antojos de dulces son más comunes en esta edad. Estos impulsos están relacionados con las hormonas pero también con las circunstancias ambientales que causan ansiedad y estrés. Esto, combinado con la falta de actividad física y la pérdida de masa muscular, fomenta el peso.

Es recomendable prestar atención a los hábitos de alimentación, como qué comes, cuánto y a qué horas, para determinar dónde actuar y qué cambiar:

menos proteínas. Los hombres requieren más proteínas que las mujeres. Por ejemplo, consumir una gran cantidad de carne roja dificulta que el cuerpo utilice los depósitos de grasa para quemarla y obtener energía.

Es recomendable consumir 0,5 a 1,5 g de proteína por kg de peso, por lo que si pesas 70 kg, no debes comer más de 100 g de proteína al día.

Consumir excesiva grasa. Es un problema común, especialmente cuando se sigue una dieta cetogénica, que recomienda un alto consumo de grasas y una restricción de carbohidratos. Se trata de tener la capacidad de elegir que tipo de grasas consumir, cuándo y en qué cantidad. El consumo excesivo dificulta la combustión de las grasas que ya se han acumulado en el cuerpo, y el cuerpo se encarga de convertir estas grasas en azúcares, lo que reduce el impacto de la dieta.

Experimente un ayuno intermitente. Se trata de un plan de alimentación que sigue horarios específicos para que pueda pasar desde doce hasta treinta y seis horas sin comer, de manera segura y sin efectos negativos para la salud.

Se ha demostrado que seguir un ayuno intermitente con regularidad ayuda a mejorar los patrones de alimentación porque promueve la quema de depósitos de grasa, reduce los ataques de hambre y los antojos y mejora el control metabólico y hormonal. Se debe comenzar con períodos cortos de 12 horas y gradualmente aumentar los períodos hasta 36 horas. De esta manera, cada día será más fácil ayunar más tiempo y de manera más eficiente.

Después de establecer y controlar el hábito de ayunar, notará lo sencillo que es pasar varias horas sin comer y las ventajas que trae para el control del peso. Un consejo muy útil es comer cuando tengas hambre y dejar de comer cuando estés saciado. También debes tener en cuenta el tipo de alimentos que consumes, que sean naturales y saludables, y seguir los horarios.

Capítulo 1: Introducción al Ayuno Intermitente

¿Qué es el ayuno intermitente y cómo funciona? Estas y otras preguntas serán respondidas en este capítulo. Al final, debes estar bien informado sobre la práctica del ayuno intermitente y comprender por qué es tan popular hoy en día.

¿Cuál es el objetivo del ayuno intermitente?

El ayuno intermitente es esencialmente limitar las comidas, reducir los bocadillos o reducir los días de comida, según el método que se elija. El 5: 2, que implica comer cinco días a la semana y ayunar los otros dos, es uno de los métodos de IA más populares. Otros se enfocan en comer y establecer intervalos de ayuno durante el día. Sin embargo, dejar de comer es el método más sencillo para comenzar con AI.

Muchos de nosotros merendamos sin saberlo o cuando estamos de mal humor sin sentir realmente hambre. Muchos de nosotros comemos sin querer en general, y luego nos preguntamos por qué nuestros cuerpos se aferran al peso. El ayuno intermitente reinicia el potencial de absorción nutricional del cuerpo al recordarle para qué sirve la comida. Todo lo que necesita hacer es reducir los refrigerios, ayunar unas horas al día o simplemente beber agua unos días a la semana.

Aquellos que han logrado más con el AI te dirán que se convirtió en un estilo de vida casi de inmediato. Los planes de dieta y la inteligencia artificial pueden funcionar muy bien juntos, pero para algunos, la inteligencia artificial no requiere ningún cambio en la dieta. El tema es comer menos y hacerlo con más frecuencia. El cuerpo y el cerebro pueden responder en cualquier momento.

¿Cómo funciona?

En este momento, será suficiente decir que el AI funciona porque reduce la cantidad de toxinas en el cuerpo y le permite eliminar cualquier exceso. Hay mucha ciencia detrás de por qué el AI funciona, y eso se discutirá en el capítulo 4. Ayuda al cuerpo a descansar y a recalibrar, en pocas palabras. Durante esta recalibración, los neurotransmisores se liberan más fácilmente en el cerebro, lo que permite que los sentidos de hambre y plenitud se ajusten de nuevo a su estado natural. La absorción de nutrientes en todo el cuerpo aumenta después de comer después del ayuno, lo que beneficia a todos los órganos.

Además, el ayuno intermitente equilibra las hormonas de una persona en relación con el estrés y el hambre, de modo que el humor, la paciencia y el intelecto equilibrados pueden mejorar a pesar de la aparente falta de alimentos. El IA ordena que el cuerpo y el cerebro se reinicien.Su sistema se reinicia y elimina cualquier suciedad, la mayoría de la cual se almacena en forma de grasa o agua.Se niega a permitir que las toxinas en su cuerpo se aferren an él.En general, la inteligencia artificial ha demostrado que cambiar la rutina puede tener efectos significativos y duraderos en la salud.

¿Por qué las personas Comienza con el AI

La mayoría de las personas comienzan el ayuno intermitente porque están interesadas en perder ese peso excesivo que resulta molesto y prolongado. Están intentando perder peso después de las vacaciones o están interesados en perder peso para la temporada de playa. Otros están tratando de ganar decenas, si no cientos, de libras a través de este cambio de estilo de vida. Las personas generalmente comienzan con esto debido a su peso.

Por otro lado, se ha sabido que las personas comienzan con la inteligencia artificial con el fin de curar el corazón, el cerebro o revertir el envejecimiento. El Capítulo 11 proporcionará más información sobre estos efectos. Sin embargo, simplemente tenga en cuenta que la IA puede reiniciar numerosos sistemas del cuerpo, no solo los digestivos y endocrinos. La AI puede influir en las hormonas que contribuyen al envejecimiento, la facilidad con que la sangre fluye a través de las venas y las arterias y la posibilidad de que el cerebro se cure con mayor plasticidad.

Por último, pero no menos importante, algunas personas comienzan con el AI porque no están satisfechas con sus cuerpos que trabajan y esculpen en el gimnasio. En ocasiones, las personas no son muy pesadas; simplemente son fuertes y están trabajando para perder peso en los lugares adecuados. Estas personas pueden beneficiarse de la ayuda de la inteligencia artificial para reutilizar la grasa persistente para quemarla y obtener energía o convertirla en músculo.

¿Por qué las personas prefieren la inteligencia artificial?

Las personas comienzan el ayuno intermitente por una variedad de razones, pero la razón principal siempre es la misma: los efectos son innegables e impresionantes. Independientemente de por qué comiences, te quedarás porque verás cambios en tu cuerpo que apreciarás, apreciarás y valorarás. Habrás demostrado tu fortaleza en numerosas ocasiones y sin duda disfrutarás de lo que has aprendido sobre ti mismo.

Te quedarás porque la inteligencia artificial te habrá ayudado a crecer de maneras que no podrías haber imaginado. El ayuno intermitente puede cambiar las cosas, ya sea que tus objetivos sean perder peso, los efectos antienvejecimiento, la cognición más aguda, una mejor memoria, menos enfermedades u otros factores. Basta con dedicar cierta determinación, una pizca de compromiso y mucha fuerza de voluntad a la causa. Por lo tanto, tu salud está a tu alcance y el cielo es el límite.

Diferentes Tipos De Ayunos Intermitentes

Todos quieren lucir hermosos, como las modelos lo hacen, o al menos, quieren lucir lo mejor posible. Tanto útil como pueda ser el entrenamiento, aún resulta difícil completarlo todos los días. La frase "si no sufres, no creces" no implica que no existan otras formas de desarrollo. Hay ayuno intermitente debido a las dietas.

El ayuno intermitente no implica abstenerse de consumir alimentos o bebidas hasta que finalice el período de ayuno. Simplemente te indica qué comer y qué no hacer. No necesita reducir la cantidad de calorías que consume; en realidad, no tiene que hacerlo. Cambias tu estilo de vida para mantenerte saludable y en forma. Para crear su menú de comidas durante un ayuno intermitente (ED), hay una serie de pasos que puede seguir, y puede elegir el que mejor se adapte a sus necesidades.

Esto significa que nadie te impedirá comer chocolate, golosinas o pizza. Tienes la libertad de comer lo que quieras. Solo debes estar al tanto de cuándo puedes disfrutar de sus deliciosos platos. No hay necesidad de esperar meses. El ayuno intermitente no tendrá un impacto en tu cuerpo. Puede haber escuchado sobre varios métodos para lograr esto de otras fuentes, pero estos no son tan confiables ni veraces como este. La mejor opción es realizar una extensa investigación antes de tomar una decisión, ya que se trata de su salud y su cuerpo, que nunca debe estar en peligro. Aquí hay nueve de los métodos de ayuno intermitente más populares y efectivos.

1. Procedimiento cada dos días.

Es solo el método de ayuno "modificado". Un día consumes 500 calorías, o el 25% de tu dieta habitual, y luego sigues tu dieta habitual el día siguiente (aunque algunos días necesitarás un aporte calórico mínimo).

Por lo tanto, si elimina las calorías en un día, puede comer lo que quiera al día siguiente sin problemas. Solo es necesario tener habilidades de gestión del tiempo, y no se requiere mucho entrenamiento.

2. Técnica de tiempo reducido

Este es el método 16/8 o 14/10, lo que significa que no comes durante 16 horas al día y comes las 8 horas restantes. Este método es muy popular porque nadie come mientras duerme y puede hacerlo cuando quiera, incluso una vez o dos veces por semana. Lo mismo se aplica al método 14/10.

El tiempo para comer es entre las 11 y las 19 o entre las 12 y las 20 el 16/8.

14 de octubre: puede comer entre las 10 y las 20

Algunas personas simplemente aumentan la cantidad de tiempo que duermen o se mantienen ocupadas con el trabajo o la televisión. Usted decide cómo organizar el horario. Todos han probado este método y se considera el mejor porque todos deben comer solo durante períodos de tiempo específicos, sin exagerar.

3. El método que se aplica dos veces por semana

El objetivo de este método es consumir solo 500 calorías dos veces por semana, con una comida de 300 calorías y otra comida de 200 calorías. Para mantenerlo satisfecho, es mejor tener comidas ricas en fibra y proteínas. Puede elegir hacer esto los lunes y viernes. Sin embargo, durante los cinco días restantes, podrá seguir la dieta habitual.

No hay razón para exagerar. Solo tenga cuidado durante los dos primeros días y luego disfrute de la comida durante el resto de la semana.

4. La técnica de 24 horas

No tener que comer durante 24 horas seguidas es un ejemplo de este método. Sin embargo, generalmente solo se hace una vez por semana. Para mantenerse satisfecho, debe comer sus comidas regulares durante los 6 días restantes.

No obstante, tenga cuidado. Debe consumir todas las proteínas y calorías del día anterior si desea seguir el método de ayuno de 24 horas. No deberías experimentar dolor de cabeza.

Por lo tanto, debe comer alimentos ricos en proteínas e ingredientes saludables.

5. El enfoque de la dieta guerrera

Incluye días en los que solo puede comer un poco de fruta o verdura (solo para mantenerse estable, como una manzana) y solo puede comer abundante por la noche como parte de este método.

Algunos lo hacen tres veces por semana para obtener mejores resultados. Pero debe asegurarse de que la cena tenga todas las proteínas, vitaminas y calorías que necesita. Es esencial, de lo contrario sufrirás dolor de cabeza.

6. Técnica para evitar comer

No es necesario comer todo el tiempo. Salte una comida si no tiene ganas de comer y tiene suficiente energía. Puede usar esta técnica en cualquier momento, incluso todos los días. Por ejemplo, si desayunaste mucho y no tienes hambre al almuerzo; o si no tiene hambre por la noche y solo necesita un vaso de leche (pero siempre asegúrese de comer suficientes proteínas para evitar dolores de cabeza).

7. Ayuno para perder peso

Este método será útil si tiene sobrepeso y desea quemar grasa lo más rápido posible. El proceso de autofagia reemplaza las células muertas con nuevas y sanas. Se puede quemar grasa sin dolor cuando se combina con la cetosis, que es cuando su cuerpo tiene pocos carbohidratos y comienza el metabolismo. Solo necesitas ayunar y seguir un régimen cetogénico. Será beneficioso para perder peso.

Puede tomar café mientras lo hace, lo que ayudará al método y será útil. Hasta dos cucharaditas de alimentos con aceite/mantequilla MCT, carbohidratos o proteínas, como aceite de coco, nata, etc., se pueden añadir.

8. Dieta a base de caldo

Este método implica beber caldo durante un período de tiempo prolongado, generalmente de 24 horas. Algunos pueden extenderlo hasta 36 horas, pero no todos pueden hacerlo.

Puede beber caldo si está decidido a quemar grasa lo más rápido y rápido durante mucho tiempo pero de repente sienta mucha hambre. No tendrá un impacto en tu consumo de calorías ni te hará sentir lleno. Por supuesto, consumirás más calorías si comes cualquier otra cosa. Ingerir más calorías podría molestarlo si su objetivo es perder peso rápidamente.

9. Un método para hacer un desayuno con jugos de frutas.

Este método no activa el proceso de cetosis, por lo que es mejor no utilizarlo. Sin embargo, ha sido satisfactorio y beneficioso para muchas personas. Depende de ti al final. Si ayuna durante mucho tiempo, debe experimentar cetosis, pero beber un vaso de jugo de fruta le dará a su cuerpo carbohidratos y fructosa que pueden dificultar sus esfuerzos.

Este método puede ser útil si desea perder peso. No es muy útil porque quemarás solo músculo y masa magra, no toda la grasa.

Este es un método para beber jugos de frutas mientras está en ayunas. Solo bebes un vaso de jugo cuando tienes hambre y no comes nada durante un día completo. Este es un ayuno con jugo de frutas.

Cuando se trata de ayuno intermitente, es importante prestar atención a las necesidades de nuestro cuerpo. Y el agua es lo que más necesita. Por lo tanto, es mejor mantenerse hidratado todo el día. Debe consumir una cantidad abundante de agua, té y alimentos que contengan agua. Y, por supuesto, cuando te decimos que puedes comer lo que quieras, siempre trata de mantener una cantidad estable de calorías cuando recién estás comenzando. Además, debe planificar su horario con cuidado.

Primero debes beber mucha agua cuando te levantas por la mañana. Se llama hidroterapia, o al menos, en la medida de lo posible, todos los días. Debe desayunar 20 a 30 minutos después de haber bebido algo.

Lo mejor es distraerse con otras actividades durante los días de ayuno para no pensar en la comida. Si tiene ganas de probar, es incluso mejor si practica yoga, que relaja la mente y el cuerpo. Haga todo lo posible para evitar las actividades extenuantes, ya que serían difíciles para su cuerpo, y relájese lo más posible. Solo haga trabajos ligeros.

Consejo: Bebe un vaso de agua con dos cucharaditas de vinagre de sidra de manzana si te preocupa el ayuno y piensas que es demasiado pesado. (Si bebe jugo de frutas en lugar de agua, afectará su ayuno; se pueden beber jugos después del ayuno porque ayudan a recuperar la energía).

No importa qué estrategia elija de las que se enumeran. Solo debes seguirlo siempre. Manténgase convencido de su programa y de su elección para ver sus efectos. Hasta en un 80% te ayuda en tu transformación.

Si está indeciso, esta información puede ayudarlo.

Cada uno de los métodos mencionados tiene sus ventajas y características únicas, que dependen de la persona que los utiliza. Por lo tanto, si sueles dormir mucho, la opción 2 es fácil de seguir. De la misma manera, si siempre estás ocupado, puedes elegir la opción número 4. La opción número tres es una buena opción si te encanta comer y no quieres parar. Si estás muy indeciso y no puedes elegir, tal vez prefieras la opción 1. ¿Quizás eres una persona que disfruta mucho de cada comida y ahora no hay lugar para más comida? ¿Por qué no evitas comer? La opción 6 te encantará. ¿Eres un gran fanático de los zumos de frutas? ¿No puedes evitarlo, sin importar lo que suceda? Por lo tanto, puede probar la opción 9. Si tiene mucho sobrepeso, puede usar las opciones 7 u 8. ¡Haz todo lo posible! Si crees que no encajas en ninguna de estas categorías y aún no estás seguro de qué hacer, puedes considerar la opción 5. Puede cambiar y probar otra opción si después de un tiempo no está satisfecho con ninguna de estas opciones.'otro. Pero tenga en cuenta que debes mantener el mismo enfoque durante un período prolongado (al menos un mes) si deseas ver cambios y una transformación.

Aún existen algunas advertencias. Los pacientes que están en terapia no deben probar ninguna de estas técnicas. Las mujeres embarazadas deben comer tanto como puedan, pero no deben ayunar. El ayuno intermitente debe ser evitado por cualquier persona con trastornos alimentarios que no tenga hambre durante largos períodos de tiempo debido a condiciones médicas, así como por aquellos que tengan personas con estos problemas en su familia. Para estas personas, lo mejor es hacer ejercicio y seguir comiendo, poniéndose en forma a través del gimnasio o el yoga. La falta de comida puede generar problemas adicionales. De manera similar, si no se siente bien mientras ayuna, es posible que su cuerpo no pueda manejarlo y debe consultar an un médico. Puede sentirse débil o tener problemas no relacionados con el ayuno intermitente, pero no lo sabrá hasta que consulte con su médico.

¿Cuál Es La Definición De Ayuno Intermitente?

El ayuno intermitente es un modelo de dieta que funciona por ciclos, con periodos de ayuno y consumo. En pocas palabras, no es una dieta, sino más bien un plan de alimentación. No se trata de pensar con precisión en qué debes comer, sino de concentrarte en cuándo debes comer.

¿Se refiere el alimento a la inanición o a la muerte de hambre?

No, ayunar se distingue de la inanición en un aspecto fundamental: la capacidad de controlar. La inanición es cuando no hay suficiente alimento durante un período prolongado de tiempo, lo que puede causar mucho sufrimiento o incluso la muerte.

Por otro lado, el acto de ayunar implica postergar voluntariamente la consumción de alimentos por razones religiosas, médicas o de cualquier otra naturaleza. Se realiza en personas con un peso normal y, por lo tanto, con suficiente grasa almacenada para sobrevivir. Si se realiza correctamente, el ayuno intermitente no debería causar dolor ni muerte.

Aunque tienes acceso an alimentos, optas por no comer. El período de ayuno puede variar desde pocas horas hasta días, o incluso hasta una semana o más si está bajo supervisión médica. Puede comenzar un ayuno en cualquier momento y dejarlo cuando quiera. Se puede comenzar o terminar un ayuno por cualquier razón o sin razón.

El período de ayuno no tiene una duración regular porque simplemente implica no comer nada.

Ayunas cuando no comes. Puede, por ejemplo, ayunar entre la cena y el desayuno del día siguiente durante alrededor de 12 a 14 horas. Por lo tanto, ayunar puede considerarse parte de la vida diaria.

Es posiblemente la intervención nutricional más antigua y efectiva que se pueda concebir.

Analizemos el concepto de "desayuno". El prefijo latino des-, que significa acción inversa o "salida de", y el verbo latino "ayunar", que significa abstenerse de comer, lo componen. Cada día, cuando comemos por primera vez, comenzamos nuestro ayuno y terminamos el ayuno. En lugar de referirse an una forma de castigo cruel y poco común, el lenguaje establece de manera implícita que se debe ayunar todos los días, aunque sea por un período limitado.

El ayuno intermitente, por lo tanto, no es algo extraño ni extraño; es parte de la vida diaria y corriente.

Sin embargo, por algún motivo hemos ignorado su increíble eficacia y las posibilidades terapéuticas que ofrece.

Aprender an ayunar correctamente nos da la opción de hacerlo o no.

El Ejercicio Y El Ayuno Están Relacionados Con La Desintoxicación Cerebral.

¡Las proteínas tóxicas tienen el potencial de dañar tu cerebro! Desde hace mucho tiempo, los médicos saben que la acumulación de proteínas tóxicas puede causar la enfermedad de Alzheimer, la enfermedad de Parkinson, la enfermedad de Lou Gehrig y otros trastornos neurodegenerativos catastróficos. Hasta hace poco tiempo, nadie tenía la capacidad de detener el proceso, ni mucho menos de extraer esas proteínas perjudiciales del cerebro. Es verdad que sabíamos que el ejercicio tenía beneficios para el cerebro. Desde hace un tiempo, los médicos han estado recomendando una hora de ejercicio al menos tres veces por semana para mejorar la función cerebral de las personas con deterioro cognitivo leve e incluso para retrasar el inicio o la progresión de la enfermedad de Alzheimer.

Sin embargo, hasta la publicación reciente de los hallazgos de un estudio de investigadores de Harvard, nadie sabía exactamente cómo el ejercicio puede tener este tipo de impacto en el cerebro. El ejercicio libera hormonas, por supuesto, que mejorarán el estado de ánimo y la claridad mental. Sin embargo, ¿frenar o detener el avance de la enfermedad de Alzheimer? Los investigadores del Instituto Blavatnik de la Escuela de Medicina de Harvard publicaron los emocionantes hallazgos que pueden explicar esto el 19 de febrero de 2019. El estudio examinó cómo el ayuno y el ejercicio vigoroso, ambos considerados cambios metabólicos, mejoran la eliminación celular interna de las proteínas de desecho.

¿Y qué hace que esto sea tan emocionante? ¡No necesitamos esperar a la creación de un nuevo medicamento! Todos podemos hacer dos cosas en este momento simplemente utilizando los procesos naturales de nuestro cuerpo sin efectos secundarios. La acumulación excesiva de proteínas mal plegadas (mutantes, tóxicas o innecesarias) que interfieren con las funciones celulares está relacionada con enfermedades neurodegenerativas como la enfermedad de Lou Gehrig, la enfermedad de Parkinson y la enfermedad de Alzheimer. Según el estudio de Harvard, el ejercicio intenso aumentó significativamente los niveles de cAMP, un químico que inicia un proceso celular que conduce a la eliminación de estas proteínas en exceso o de desecho. A través de investigaciones anteriores, el investigador principal del equipo, Alfred L. Goldberg, demostró que los fármacos estimulantes del cAMP también podrían acelerar la eliminación de estas proteínas defectuosas o tóxicas, incluidas las que pueden causar

149

enfermedades neurodegenerativas. Según este nuevo estudio, el cuerpo puede realizar el mismo proceso naturalmente sin usar ningún medicamento o suplemento exógeno al hacer ejercicio intenso o un ayuno de 12 horas.

Trascendencia

El ejercicio y el ayuno son ejercicios metabólicos bien conocidos. Ambos pueden provocar el estado metabólico de cetosis, que actualmente es un tema importante para los investigadores que buscan tratamientos y prevención para una variedad de trastornos neurológicos. Un factor de riesgo conocido para desarrollar la enfermedad de Alzheimer es un trastorno metabólico. Los investigadores de Harvard se han topado con un proceso biológico que podría explicar por qué los trastornos metabólicos son un factor de riesgo tan importante para desarrollar una enfermedad neurodegenerativa, ya que el ayuno y el ejercicio vigoroso están ahora relacionados con el proceso de limpieza celular que puede ser responsable de la eliminación del exceso de proteínas que se sabe que causan el Alzheimer y otras afecciones neurodegenerativas.

La idea de que la dieta cetogénica, diseñada para imitar el estado de ayuno sin tener que evitar todos los alimentos, puede ser en última instancia una herramienta más útil para el proceso de limpieza celular a largo plazo, lo que invita a la reflexión sobre estos hallazgos recientes. Los pacientes no deben ayunar durante más de treinta días sin correr el riesgo de morir de hambre. Aunque emocionante, los beneficios del intenso ejercicio y un ayuno de 12 horas para inducir el proceso de limpieza celular observado en respuesta al ejercicio y al ayuno fueron relativamente breves en el reciente estudio de Harvard. Unas pocas horas después del ejercicio y en ayunas, la presencia de AMPc, que acelera la eliminación de proteínas de desecho, disminuyó. Para una "limpieza de primavera" celular más sólida para el tratamiento o la prevención de enfermedades, puede valer la pena considerar una dieta cetogénica, que permite un estado de cetosis de "ayuno" más sostenible sin pasar hambre.

En futuras investigaciones, será interesante ver cómo estos hallazgos recientes demuestran cuán efectivos pueden ser nuestros propios cuerpos para eliminar las toxinas que se sabe que causan enfermedades neurodegenerativas, simplemente ayuno o ejercicio vigoroso. Este estudio plantea preguntas sobre el uso del ayuno, y tal vez el ayuno intermitente regular, como una forma de eliminar estas toxinas con regularidad para proteger el cerebro. Los detalles del ejercicio también podrían ser objeto de más investigación. El andar en bicicleta fue el tema principal del protocolo del estudio, pero es probable que otros tipos de ejercicio produzcan beneficios similares. Por lo tanto, ¿qué tipo de ejercicio y con qué frecuencia se debe hacer para maximizar los beneficios terapéuticos? ¿La dieta cetogénica induce el mismo proceso al aumentar los niveles de AMPc a nivel celular de la misma manera que el ayuno para revertir o retrasar el progreso de la enfermedad de Alzheimer para aquellos que pueden necesitar una "limpieza de primavera" prolongada? Con suerte, se puede hacer más trabajo para explorar estas posibilidades adicionales para desarrollar un protocolo de tratamiento dirigido a largo plazo sin necesidad de medicamentos o suplementos para tratar y tal vez incluso prevenir estas enfermedades cerebrales paralizantes.

Capítulo 7: Una lista de alimentos prohibidos

En la actualidad, hay una gran cantidad de publicidad que promueve un estilo de vida saludable. Estoy muy feliz de que las mareas estén cambiando en esta dirección, y, como saben, ¡estoy definitivamente en la ola!

En el mundo de la alimentación saludable, "inflamación" es una de las palabras más utilizadas. Y por una razón justificada.

Amigos, verán que la inflamación corporal puede ser dañina.

Para empezar, diré que la respuesta inflamatoria an una lesión es natural y necesaria porque ayuda al cuerpo a repararse. Pero, ¿qué ocurre cuando no sufre daños?

La inflamación de la que estoy hablando es esa. La inflamación causa enfermedades e inflamación, lo que te hace hinchado y aburrido.

En resumen, la inflamación persistente que se extiende por todo el cuerpo es perjudicial. Y lo que come realmente puede tener un impacto significativo en el proceso inflamatorio.

Está aquí porque le gusta comer bien y está trabajando para crear un estilo de vida saludable. Examinemos la inflamación y cómo evitar alimentos inflamatorios.

¿Cómo causan la inflamación los alimentos grasos?

Certas enfermedades, como la diabetes, el Alzheimer y la depresión, están relacionadas con la inflamación crónica. También puede causar la acumulación de placa en las arterias, lo que puede causar derrames cerebrales y enfermedades cardíacas.

En términos científicos, los alimentos específicos pueden influir en los marcadores inflamatorios del cuerpo, como la proteína C reactiva en la sangre. Los azúcares procesados, por ejemplo, pueden desencadenar una respuesta inflamatoria. La ingesta excesiva de azúcar causa inflamación y enfermedad persistentes.

La respuesta inflamatoria de la que hablo se mantendrá con una dieta que incluya los siguientes alimentos, entre otros que discutiremos:

Las grasas trans, como la margarina

carne procesada, como salchichas y tocino.

alimentos fritos

Alimentos que contienen azúcar refinada

Los beneficios de comer alimentos no inflamatorios para la salud son muchos, amigos. Por eso es tan agradable comer de esta manera. Estos resultados merecen el esfuerzo, y te harán sentir más energético y concentrado.

Comer frutas y verduras proporciona nutrientes antiinflamatorios a su cuerpo.

Los omega 3 ayudan an equilibrar las inflamaciones en el cuerpo.

La ingesta de grasas no saludables disminuye al comer alimentos limpios en lugar de alimentos procesados y grasos.

Los alimentos que contienen antioxidantes, como los cereales integrales, los frijoles y las lentejas, ayudan a reparar el daño celular y tisular.

Las nueces y otras proteínas no cárnicas son menos inflamatorias

Una vez que comience a comer de manera más saludable, sus deficiencias de vitaminas desaparecerán.

¿Los alimentos inflamatorios pueden ayudar a perder peso?

Sí, la inflamación crónica y la incapacidad del cuerpo para perder peso están relacionadas. No solo eso, sino que comer alimentos inflamatorios causa hinchazón, dolor en las articulaciones, dolor de cabeza y una serie de otros problemas que no queremos.

Es normal que vayan de la mano porque el azúcar, que es alto en la escala de respuesta inflamatoria, causa inflamación y aumento de peso. Los alimentos que contienen calorías vacías (como las papas fritas, los refrescos y las carnes procesadas) aumentan la producción de ácido del cuerpo, lo que también causa inflamación.

Lo ayudará a reducir la inflamación mediante la alimentación saludable, la aplicación de una dieta antiinflamatoria de cinco días y el consumo de abundante agua. Te sentirás bien equilibrado y conseguirás el peso que buscas.

¿LOS CACAHUETES SON INFLAMATORIOS?

Los cacahuetes no están listados como alimentos altamente inflamatorios. De hecho, las nueces, incluida la maní, son una alternativa saludable y recomendada a las papas fritas, la carne roja, los cereales refinados y otros alimentos procesados.

¿Los lácteos tienen efectos inflamatorios?

La caseína es una proteína presente en la leche y el suero. Un producto lácteo está compuesto por el 80% de caseína y el 20% restante de suero. La caseína es difícil de descomponer en el sistema digestivo y, como resultado, puede causar tensión, lo que puede causar problemas digestivos e inflamación. Solo dos de los síntomas de una respuesta inflamatoria a los lácteos son hinchazón y gases.

¿Los huevos son inflamatorios?

Según los estudios, los huevos tienen el potencial de alterar la respuesta inflamatoria del cuerpo. El hecho de que la respuesta pueda ser tanto proinflamatoria como antiinflamatoria es lo intrigante aquí. Las personas pueden experimentar efectos diferentes de los huevos y su consumo. En pocas palabras, la investigación indica que los huevos pueden provocar inflamación dependiendo de factores como el peso y la presencia de enfermedades. Y si la respuesta es positiva o negativa, estos factores cambiarán.

En cuanto a los huevos, preste atención a su cuerpo y evite comerlos si causan hinchazón.

Alimentos contra la inflamación

La buena noticia es que muchos alimentos son inflamatorios. Desde frutas y verduras hasta grasas saludables de la linaza y el pescado, hay una gran cantidad de alimentos deliciosos que se pueden disfrutar solos o en recetas de dieta limpia.

Las cerezas, las fresas y los arándanos son ricos en antioxidantes.

Las verduras de hoja verde como la col rizada y la espinaca protegen los tejidos.

Los pescados como la caballa y el salmón aumentan los niveles de omega 3.

Verduras con colores como remolacha, pimientos, calabacín y batatas

Cereal integral

Los frijoles y las legumbres

Frutos secos como almendras y nueces

El yogur y otros probióticos eliminan las bacterias malas del intestino.

Los aguacates contienen grasas que son beneficiosas para el corazón.

¿Cuáles son otras medidas que puede tomar para reducir la inflamación?

Aunque la comida es un factor importante en la inflamación, hay otras medidas que puede tomar para reducir el problema.

Sea activo físicamente.

Al menos un par de minutos al día: La vitamina D regula la inmunidad.

El ayuno intermitente ha demostrado mejorar el metabolismo y reducir la inflamación.

La cúrcuma combate las condiciones inflamatorias; pruebe agregándola a su comida o tomando un suplemento.

El jengibre es conocido por mejorar la digestión y reducir la inflamación.

El té verde tiene el potencial de disminuir la inflamación.

Convertir los productos lácteos en productos vegetales

¿Qué Significa El Ayuno? Conceptos Fundamentales

El término "ayuno" se refiere a la abstención de comer durante un período de tiempo específico. Simplemente eso.

Aunque parezca un concepto sencillo, cambiar nuestra mentalidad y llevarlo a la práctica no es fácil.

La industria alimentaria, las ofertas de los supermercados y la comida rápida han llevado décadas empeorando inconscientemente nuestra alimentación.

Identificamos los hábitos positivos. La dieta que consumían nuestros antepasados y bisabuelos no tiene nada que ver con la dieta actual, ya que su estilo de vida menos sedentario los ayudó a mantenerse ágiles y fuertes hasta una edad avanzada.

El consumo de alimentos ultraprocesados, como por ejemplo, las comidas preparadas, ha aumentado debido a los ritmos de vida actuales, frenéticos en muchos casos, con jornadas laborales eternas y pocos descansos.

Las pizzas congeladas, las hamburguesas de McDonald's, los platos precocinados, etc., nos facilitan el trabajo y ahorramos tiempo, pero solo estamos comiendo verdadera basura envuelta en un lazo rojo.

En la escuela nos enseñan una pirámide de alimentos completamente errónea que da prioridad a los cereales como si fueran el alimento más importante en nuestra dieta desde que somos niños.

Con el tiempo, descubrí que estas pirámides están basadas en estudios subvencionados por la poderosa industria alimentaria y sus intereses económicos.

Nuestros padres nos transmiten lo que aprendieron de los suyos con toda su buena intención, lo que afecta nuestra opinión sobre lo que es bueno o no.

Es fundamental leer y poner en práctica libros como este, que ofrecen una perspectiva actual, desinteresada y científicamente comprobada para adquirir un criterio propio no condicionado.

Aunque hay muchas razones para que el ayuno sea beneficioso para tu salud, hay algunas personas que creen firmemente que puedes caer enfermo/a por no comer durante un determinado tiempo.

El ayuno es un método de supervivencia y adaptación evolutiva que el ser humano ha estado practicando durante millones de años, por lo que forma parte de nuestros genes.

Durante los tiempos de escasez de alimentos, los humanos primitivos ayunábamos sin neveras ni congeladores.

Siempre que hubiera algo de suerte y ningún otro animal o tribu hubiera pasado por ese lugar, la comida se conseguía cazando y recolectando frutas de los árboles.

En ocasiones, era necesario esperar a que un depredador abandonara su presa después de haberse comido, para poder comer de los restos que hubiera dejado.

El ayuno era parte de nuestra rutina durante largos períodos de tiempo sin comida.

Actualmente, una gran parte de la población cuenta con una gran cantidad de alimentos que provienen de cualquier parte del mundo.

En cuestión de pocas horas, podemos adquirirlo en cualquier supermercado o tienda online con un solo clic en nuestro móvil o PC.

Es un gran avance porque hemos mejorado la comodidad, la variedad y la rapidez, pero hemos olvidado ser más críticos con la calidad de los alimentos que comemos.

El ayuno intermitente es una herramienta para combatir la intoxicación alimentaria actual.

Es una depuración que nuestro cuerpo pide a gritos porque las enfermedades llegan y la mayoría del tiempo desconocemos que nuestra alimentación es la principal causa.

Siempre tienes la fuerza interior más grande que cualquier obstáculo en tu vida.

¿Qué toxinas consumimos con los alimentos en la actualidad? Es decir, están por todas partes.

Durante el proceso de cultivo, se aplicaron pesticidas a las plantas y verduras, además de químicos como aditivos que se agregaron para su posterior comercialización, muchos de los cuales son extremadamente dañinos para su salud.

Además, debemos recordar que las plantas producen naturalmente toxinas llamadas antinutrientes para protegerse.

Otras toxinas que entran en nuestro organismo a diario incluyen metales pesados en los peces, antibióticos para el ganado y productos químicos de cosméticos.

Aunque tiene ciertos límites, nuestro cuerpo es un sistema perfecto para eliminar toxinas.

El estilo de vida actual, la contaminación, el estrés que debilita nuestro sistema inmunitario y la alimentación son los factores desencadenantes de una variedad de enfermedades.

Ayunar ayuda a nuestro sistema digestivo an autorepararse y eliminar muchos de estos tóxicos.

Los órganos y células de nuestro cuerpo no requieren energía para digerir los alimentos durante un período de tiempo o para deshacerse de los desechos de la comida ingerida.

Todo nuestro cuerpo puede concentrarse en sí mismo y llevar a cabo una limpieza general, similar a la que solemos hacer en nuestras casas los domingos.

Se eliminan células dañadas, tejidos inservibles y proteínas alteradas, las cuales tienen el potencial de causar cáncer.

Si dejamos que nuestro cuerpo haga su trabajo sin ayunar unas horas al día, mejorará significativamente nuestra salud.

No todas las personas están dispuestas an ayunar, ya que es necesario cambiar el estilo de vida para comer siempre que se experimente un apetito mínimo.

Luego veremos la diferencia entre el hambre y el apetito, ya que son conceptos diferentes y a menudo los confundimos.

Es el momento de concentrar toda tu energía en el objetivo.

Te ayudará a convertirlo en una realidad visualizándote encima de tu báscula y viendo el peso que quieres tener reflejado en el display.

Siempre que sea posible, repite esto todos los días.

Los deportistas de élite y los pilotos de carreras que se visualizan a sí mismos cruzando la línea de meta en primer lugar también utilizan esta técnica para cerrar grandes tratos. Además, funciona.

Cuando hayas llegado an este punto, debes tener "un porqué" lo suficientemente significativo para comenzar a hacer tu primer ayuno.

Este es el motivo por el cual te acompañará durante todo el proceso de adaptación y formación del hábito, que normalmente dura treinta días.

La receta está en este libro y tú posees los ingredientes como la autodisciplina y tu actitud.

Como dice Victor Kuppers, la actitud es lo que distingue a las personas que dicen querer algo de las que realmente lo quieren.

Aunque el ayuno intermitente no interfiere en lo que comes sino cuando lo comes, el propósito de este eBook es que tu salud mejore exponencialmente, así que encontrarás en él una guía de lo que debes excluir de tu dieta y lo que deberías incluir.

En la segunda parte del libro podrás conocer todos los beneficios del ayuno reconocidos por la ciencia hasta el día de hoy.